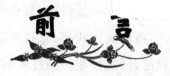

前　言

　　糖尿病是一种病因复杂的全身性、慢性、终身性、进行性、内分泌代谢性疾病,其患病率呈逐年增加趋势,已成为严重的世界问题。据国际糖尿病联盟资料统计,在 2000 年全球有糖尿病患者 1.5 亿,目前已达 2.85 亿,到 2030 年,全球将有 5 亿人患糖尿病。中国是世界上人口最多的国家,因人口基数使糖尿病患者占全球糖尿病患者总数的 1/3。2008年,中华医学会糖尿病分会组织的糖尿病流行病学调查结果表明:在 20 岁以上的人群中,患病率为 9.7%,中国成人糖尿病总数达 9 240 万,其中农村 4 310 万,城市约 4 930 万,而且糖尿病前期的人数高达 15.5%。更为严重的是,我国60.7% 的糖尿病患者未被诊断,而无法及时进行有效防治。

　　有一组全国流行病学调查统计数字警示我们:1980 年糖尿病患病率为 0.67%,1994~1995 年调查 25~64 岁糖尿病患病率为 7.5%,近年患病率为 9.7% 以上。糖耐量异常(IGT)为 3.2%。在三甲医院中住院的 2 型糖尿病患者并发视网膜病变的为 20%~40%,其中 8.0% 的患者视力丧失;并发肾病占 34.0%,高血压病占 34.2%,脑血管病占12.3%,心血管病占 17.1%。糖尿病诊断后 10 年内,60%~

90％的患者有不同程度的神经病变,其中 30％～40％患者无临床症状。因此,糖尿病患病率、致残率和死亡率,以及对生存健康的危害程度,居慢性非传染性疾病的第三位。基于上述观点,为了帮助广大糖尿病患者早日康复或控制病情发展,增强糖尿病前期人群的防病知识,我们邀请了著名糖尿病专家、资深的营养学专家和糖尿病教育工作者,共同编写了《糖尿病患者医食住行》这本书。

　　本书分别从糖尿病患者的医、食、住、行四个方面进行详尽阐述,内容丰富实用,道理深入浅出,阅读性、操作性强,希望本书能成为读者的知音和良师益友,共同战胜被老百姓俗称为"百病之母"的糖尿病。由于作者水平有限,错误之处敬请广大读者赐教。

作　者

目　录

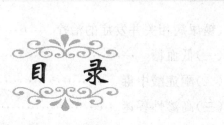

第一章 医——糖尿病患者必知的医药常识

一、糖尿病基础知识

1. 人类对糖尿病的认识历史

作为一种古老的疾病，人类在几千年前就已经开始了解糖尿病。有关糖尿病的记载，中国、印度、埃及、罗马等国家，都约有1 000余年至数千年的历史。

公元前1550年左右古埃及所写的医学教科书中，即描述有一种"尿量太多"情形。我国最早的古典医书《灵枢·五变篇》就对糖尿病的发病原因及症状都有较为详细的描述，并称之为消渴病。公元前400年，印度的两位医生不但发现糖尿病患者尿中有甜味，而且注意到肥胖和糖尿病的关系。1889年，两位国外学者首先报道采用切除狗胰腺的方法，可以制造实验性糖尿病模型，1901年，另一位学者也注意到死于糖尿病的患者胰岛细胞发生了改变。从那以后，很多医学研究者都开始致力于从胰腺中提取制造能治疗糖尿病物质的研究。但直到1921年，加拿大学者班亭和贝斯特才在多伦多取得成功。6个月后，胰岛素就开始用于临床,从而明显延长患者的寿命。这在糖尿病研究历史上是一个划时代的里程碑。为了纪念胰岛素的发明人诺贝尔奖金的获得者班亭的生日,世界卫生组织和国际糖尿病联合会确定每年 11 月 14 日为"世界糖尿病日"。1936 年长效胰岛素问世,20 世纪 60 年代人工合成胰岛素取得成功。第二次世界大战期间,一位德国科学家发现磺脲类药物具有降血糖作用,1955 年该类药物也开始用于临床。从此开启医学史上对糖尿病的药物治疗。

2. 糖尿病的现代研究认知

现代医学认为糖尿病是一组以血浆葡萄糖(简称血糖)水平升高为特征的代谢性疾病群。导致血糖升高的病理生理机制是人体内的胰岛素分泌缺陷和(或)胰岛素作用缺陷。血糖明显升高后,临床会表现出多尿、多饮、体重减轻,有时还可伴多食及眼睛视物模糊等症状。糖尿病的急性并发症酮症酸中毒和非酮症性高渗综合征可危及生命。随着糖尿病的病程延长,将引起脏器功能障碍甚至功能衰竭。可以出现心、脑、肾及眼等组织器官的慢性进行性病变,并发症日趋增多,程度加重,是严重危害患者健康和生命的内分泌代谢性疾病。如不积极进行治疗,将大大降低糖尿病患者的生活质量,并缩短寿命,病死率增高。

3. 糖尿病的典型症状与不典型表现

糖尿病的典型症状是"三多一少":即多尿、多饮、多食,体重下降。

"三多一少"症状是在血糖升高到一定的水平,才会出现的现象。当人体血液中的糖超过肾脏的尿糖阈值,那么这种含糖量比较高的小便就会被排出去。这种尿液需要更多水分才能溶解,所以势必会多尿。这样体内失去水分比较多,人就会感到口渴,就会造成多饮。又由于大量的糖分从尿液中排出,致使能量的流失又会引起人的饥饿感,这样就会多食。由于人体能量糖代谢障碍导致体内蛋白质和脂肪分解增加,最终出现消瘦,于是体重下降。可见,"三多一少"这种症状是糖尿病典型的和较晚期的表现。

其实在糖尿病早期甚至是糖尿病已经发生了很长一段时间内,很多糖尿病患者并不会表现出"三多一少"的典型症状,往往是因为外阴及全身瘙痒、口腔溃疡、四肢酸麻、腰背痛、月经失调、甚或是因为体检血糖高等才发现并确诊糖尿病的。因此我们不能以"三多一少"症状来判断自己是否患有糖尿病。

4. 糖尿病发病原因探究

糖尿病主要分为 1 型、2 型和妊娠期糖尿病,不同类型的糖尿病,其病因也有所不同,但概括而言,引起各类糖尿病的病因可归纳为遗传和环境两大因素。

(1)遗传因素:糖尿病患者亲属中的糖尿病患病率显著高于普通人群。1 型糖尿病发病原因,遗传和环境因素各占一半;2 型糖尿病的发病原因中遗传因素则比 1 型还更明显。

(2)环境因素:我们生活的外界环境因素对是否会引发

糖尿病也很关键,特别是那些具有暴饮暴食习惯,日常活动量少的不良生活方式的人更易患。此外环境因素还包括病毒感染,长期紧张,高压力的精神状态等。

5. 不重视糖尿病防治的危害

糖尿病对人体的健康是一个渐进式的侵蚀过程。随着病程的延长,常可危害到心、脑、肾、眼睛等人体各重要脏器。世界卫生组织糖尿病有关专家统计,因糖尿病引起双目失明占4%,其致盲机会比一般人多10~23倍;糖尿病性坏疽和截肢患者比一般人多20倍;并发冠心病及中风患者比一般人增加2~3倍,并发肾衰竭比一般肾病多17倍。而糖尿病的急性并发症如酮症酸中毒、低血糖等也往往危及生命安全。

糖尿病所特有的全身神经、微血管、大血管慢性并发症日趋增多,随着病情程度加重,不仅影响生活质量,甚至可以致死、致残。虽然目前没有治愈糖尿病的方法,但是积极治疗,控制血糖,即能减少和预防糖尿病各种并发症的发生。

6. 血糖的来源与去路

了解人体内血糖的来源与去路有助于更好地预防治疗糖尿病。

(1)血糖的主要来源

①食物中的米、面、玉米、薯类、砂糖(蔗糖)、水果(果糖)、乳类(乳糖)等,经胃肠道的消化作用转变成葡萄糖,经

肠道吸收入血液成为血糖。

②储存于肝脏中的肝糖原和储存于肌肉的肌糖原分解成葡萄糖入血。

③非糖物质即饮食中蛋白质、脂肪分解为氨基酸、乳酸、甘油等通过糖异生作用而转化成葡萄糖。

(2)血糖的去路:主要有四条途径。

①葡萄糖在组织器官中氧化分解供应能量。

②在剧烈活动时或机体缺氧时,葡萄糖进行无氧酵解,产生乳酸及少量能量以补充身体的急需。

③葡萄糖可以合成肝糖原和肌糖原储存起来。

多余的葡萄糖可以在肝脏转变为脂肪等。

7. 人体内血糖的正常范围值

正常情况下,血糖浓度在一天之中是轻度波动的,一般来说餐前血糖略低,餐后血糖略高,但这种波动是保持在一定范围内的。正常人的血糖浓度空腹波动在 3.9～6.1 毫摩/升。餐后 2 小时血糖略高,但应该小于 7.8 毫摩/升。因为正常人血糖的产生和利用是处于动态平衡之中,因此可以维持血糖相对稳定,既不会过高,也不会过低。

8. 解读降糖生理激素——胰岛素

胰岛素是由人体胰脏中的胰岛 B 细胞分泌的一种激素。正常人体的胰腺重 50～70 克,胰岛是胰腺腺泡之间散布的内分泌细胞群,其体积占整个胰腺的 1%～2%,重 1～2 克。每个胰岛包含有 A、B、D 和 PP 等细胞,它们分别分泌不同的激素,相互制约、相互影响,共同调节维持血糖的稳定。

胰岛 B 细胞相对其他几种细胞数量最大,分泌的胰岛素量也最多,是维持机体正常代谢和生长不可缺少的物质。其主要生理作用包括:①促进葡萄糖转化为肝糖原,储备能量。②促进葡萄糖进入细胞发挥作用。③抑制蛋白质、脂肪在肝脏内转化为葡萄糖。④抑制肝糖原分解,防止体内血糖异常升高。综上所述,胰岛素的作用是促进糖、蛋白质、脂肪人体三大生命物质的合成代谢,是体内唯一能降低血糖的激素,其最主要的作用就是降低血糖。

9. 糖尿病防治目的和意义

(1)纠正体内代谢异常,消除症状,使血糖恢复或接近正常水平。

(2)保证糖尿病儿童患者健康生长发育并具有良好的活动能力。

(3)使成年患者有较好的体力,与正常人一样生活、学习、工作。

(4)防止或延缓并发症的发生,降低致残率和死亡率。

(5)对肥胖型患者要减轻其体重。

10. 糖尿病防治的主要措施

(1)学习糖尿病的有关知识,正确认识及了解本病,以积极态度配合医师治疗。

(2)避免多食、肥胖、感染等与糖尿病有关的诱因。

（3）早期发现可疑患者。

（4）合理控制饮食十分重要。但是对靠药物治疗的患者，必须坚持服药。

（5）学会自测血糖，有助于观察病情。

（6）学会预防并自救低血糖时的方法。

（7）长期随访，定期复查，不断了解全身情况及心血管、眼底、神经系统和肾脏等功能状态，尽量做到在糖尿病临床症状出现之前，预防及减少各种急、慢性并发症的发生。

二、糖尿病临床诊断

1. 糖尿病的诊断标准

糖尿病的诊断标准有世界卫生组织（WHO）、美国糖尿病学会（ADA）、美国卫生实验院等。中华医学会糖尿病学分会建议在我国人群中采用 WHO 诊断标准（表1）。

表1 糖尿病诊断标准简表

项 目	空 腹 （毫摩/升）	餐后 2 小时 （毫摩/升）
正常人	<5.6	<7.8
糖尿病	≥7.0	≥11.1
糖耐量减低	<7.0	7.8～11.1
空腹血糖异常	6.1～7.0	<7.8

2. 糖尿病的临床分型

糖尿病临床分型方法多种。传统的方法有按分类而分为原发性与继发性；按发病的年龄分类而分为幼年型与成年型；按病情程度分类而分为轻、中、重三型；按是否超过正常体重而分为肥胖型、消瘦型、正常型三类；按血糖波动情况又可分为稳定型与不稳定型两类。

1997 年 7 月,世界卫生组织根据美国糖尿病协会提出的修改意见对糖尿病的分型进行了修改。修改后的糖尿病分为四型。

(1)1 型糖尿病:胰岛 B 细胞破坏,胰岛素绝对缺乏,包括免疫介导和特发性两类。

(2)2 型糖尿病:胰岛素抵抗为主伴胰岛素相对缺乏,或胰岛素分泌缺陷为主伴胰岛素抵抗

(3)其他特异性糖尿病:特殊原因造成的糖尿病,基因缺陷、内分泌性疾病、感染、自身免疫性疾病、胰岛素作用遗传缺陷等原因导致。

(4)妊娠期糖尿病:在妊娠期间发生或首次发现的糖尿病患者为妊娠期糖尿病。

3. 糖耐量异常与糖尿病关系

正常人在进食米、面主食或服葡萄糖后,几乎全被肠道吸收,使血糖升高,刺激胰岛素分泌,肝糖原合成增加,分解受抑制,肝糖输出减少,体内组织对葡萄糖利用增加,因此饭后最高血糖不超过 10.0 毫摩/升,且进食或多或少血糖都

保持在一个比较稳定的范围内。这说明正常人对葡萄糖有很强的耐受能力,即葡萄糖耐量正常。但若胰岛素分泌不足的人,口服 75 克葡萄糖后 2 小时可超过 7.8 毫摩/升,可等于或大于 11.1 毫摩/升,说明此人对葡萄糖耐量已降低。

糖尿病的发展主要是经过三个阶段,高危人群阶段、糖耐量低减阶段、临床糖尿病阶段,糖耐量低减是糖尿病的前期,也就是从正常人发展到糖尿病必然要经过这个阶段,此时干预治疗比较容易,见效快,身体靶器官损害小。

糖耐量减低是糖尿病的前期状态。据调查,大部分 2 型糖尿病患者经历过糖耐量减低阶段。有资料显示,每年约有 1‰～5‰的糖耐量减低者会发展为 2 型糖尿病。在未进行治疗的糖耐量减低者中,约有 67.7％的人会发展为糖尿病。

4. 儿童糖尿病的诊断要点

儿童糖尿病旧称幼年型或幼年起病型糖尿病。据近年分类,大多属胰岛素依赖型(即 1 型)。儿童糖尿病与成年人糖尿病既有相同处,也有不同处。

(1)不同处

①儿童糖尿病的病因和发病机制与成年糖尿病有明显不同。儿童糖尿病的胰岛素测定值极低,胰岛素分泌处于绝对不足状态,故易导致胰岛功能衰竭;成年人糖尿病的胰岛素含量可稍低或正常,或高于正常,特别是因多食而肥胖的患者,由于早期代偿的原因,胰岛素的含量反而增多。久之,负担过重,使胰岛素分泌处于相对不足状态,故易致胰

岛细胞功能不全而发生糖尿病。

②儿童糖尿病患儿临床表现较成年人患者重，早期不易被发现，往往并发严重的营养不良，并且常影响小儿的生长发育等。

③儿童糖尿病起病多急骤，其中50％以酮症酸中毒起病，年龄越小酮症酸中毒发生率越高，常伴有明显的三多一少症状，以脆性糖尿病者居多；成年人糖尿病发病缓慢，早期有肥胖症状，轻型占75％以上。

④慢性并发症中儿童糖尿病患儿与成年人糖尿病患者不同，儿童以在微血管病变基础上，发生的肾脏病变和视网膜病变较多见。

⑤儿童糖尿病的治疗以终身胰岛素替代补充为主，并注重适宜的饮食治疗。因儿童处于生长发育阶段，故饮食控制不能太严，要保证营养。值得提醒的是，胰岛素不可中途停用，中途停用或不适当地减量，常导致酮症酸中毒而威胁生命。成年人糖尿病轻型者，是以饮食治疗、运动疗法为主；中度患者在饮食、运动的基础上可加服降血糖药物；重度或有并发症者，可考虑用胰岛素治疗。

(2)诊断标准：儿童糖尿病的诊断标准要比成年人严格。儿童的正常空腹血糖<7.3毫摩/升，口服葡萄糖后2小时<11.1毫摩/升。

①儿童糖尿病诊断标准。有典型糖尿病症状，并且在1天中的任何时候，查血糖值都≥11.1毫摩/升，或者不止1次空腹血糖值≥7.8毫摩/升；口服葡萄糖后2小时及空腹至服葡萄糖后2小时之间，血糖均≥11.1毫摩/升，即可做

出诊断。

②儿童糖耐量减低诊断标准。空腹血糖<7.8毫摩/升,服葡萄糖后2小时血糖>7.8毫摩/升,甚至服葡萄糖后2小时及空腹至服葡萄糖后2小时之间的血糖>7.8毫摩/升时,均属糖耐量减低。

5. 老年糖尿病的诊断特点

(1)易漏诊:老年糖尿病,大多数属于非胰岛素依赖型,往往无症状或仅有轻微症状,病情轻,起病隐匿,"三多一少"症状随年龄的增长而减轻,故易漏诊。

(2)不典型:老年糖尿病有时仅有各种慢性并发症或伴随症的临床表现,如冠心病、动脉粥样硬化、高脂血症、高血压、肥胖症、糖尿病性神经病变、肾脏病变及眼底病变等表现,有时先发生脑血管意外,或因并发心肌梗死、心律失常、心力衰竭时偶然发现。诸如此类,临床上往往对糖尿病容易忽视,因而易误诊并影响治疗。

(3)并发症多:老年性糖尿病患者较多并发心血管系统疾病,如并发心肌梗死多为无痛性;并发神经病变时,多失去痛觉,致病情反应不敏感。此类糖尿病并发症,可见于很多无明确糖尿病病史者,故临床上必须注意,方可避免漏诊、误诊。

(4)尿糖阳性率低:由于老年患者存在有不同程度的动脉硬化,尤其肾小球动脉硬化,使肾小球滤过率降低,肾糖阈升高,尿糖阳性率降低,则尿糖试验不易确诊,必须检查血糖方可诊断。

总之,老年糖尿病大都病情轻、无症状,也无体征且多隐匿,必须高度警惕才可能较早发现。

6. 妊娠糖尿病的临床诊断

绝大多数妊娠糖尿病孕妇有典型症状,不难做出诊断,关键是在出现下列症状之前作出诊断,才不至于漏诊和贻误治疗,方能减少母婴发病率和死亡率。妊娠期糖尿病的临床诊断依据如下。

(1)有糖尿病家族史,尤以孕妇母系最重要。

(2)有异常分娩史,如原因不明的多次流产史、死胎、死产、早产、畸胎或巨大儿等。

(3)孕妇肥胖超重为 20%,或>90 千克。

(4)此次妊娠羊水多、巨大儿、胎儿畸形、死胎、无明显原因的新生儿死亡等。

(5)孕期反复出现顽固性外阴瘙痒,或反复出现外阴、阴道真菌感染。

(6)尿糖阳性,餐后 2 小时血糖≥6.7 毫摩/升,或 1 小时血糖≥7.8 毫摩/升。

对妊娠糖尿病的诊断和非妊娠一样,主要是检测血糖值,以血浆值较为准确。根据 1979 年世界卫生组织糖尿病专家委员会认可的,美国提出的糖尿病诊断标准,已为多数国家接受。这一标准中产科有关糖尿病的 2 项重要规定为:①明确妊娠糖尿病为糖尿病中一独立的特殊型。②明确糖耐量孕期与非孕期不同。

妊娠糖尿病,仅限于妊娠期发生或发现的糖尿病及糖耐量减低。凡孕妇不止 1 次空腹血浆血糖≥7.8 毫摩/升，或口服 100 克葡萄糖后糖耐量试验不止 1 次有 2 个数值达异常标准者，均为糖尿病。凡服葡萄糖后第二小时血糖值在 6.7～9.1 毫摩/升之间为孕期糖耐量减低。

7. 糖尿病漏诊、误诊的常见原因

糖尿病临床漏诊率很高，这直接影响了临床的治疗效果，对此应予重视。由于糖尿病的复杂性，医师专业面狭窄，中西医双重诊断规范的不完善等，均是造成糖尿病漏诊的主要原因。

糖尿病属内分泌代谢性疾病，病变可涉及全身各个系统和器官，是一种呈慢性发展的全身性疾病，临床表现多种多样，仅常见的并发症就有 10 余种。人们所熟悉的"三多一少"症状，只是糖尿病典型症状之一，并非是糖尿病临床表现的全部。实际上大部分糖尿病患者是在诊治并发症、体检化验时被发现的。这些患者多无明显"三多一少"症状，尤其是降糖药物已能使患者血糖得到有效控制，因血糖浓度过高引起的"三多一少"症状和各种糖尿病昏迷在临床显著减少，而慢性并发症的表现则日益突出，如中风、肾病、心肌梗死、末梢神经炎、失明等，现已成为患者要求住院治疗的主要病症。临床医师如果对糖尿病没有足够的警惕性，漏诊是极易发生的。

有关资料分析，因单纯糖尿病住院的患者占总数不足 1/3，而因并发症住院者占 2/3 以上。在住院患者中大多身患数种慢性病，在不同专业病区治病的重点也不同，因此出

院诊断也比较复杂。有的仅写一种专业病名,其他病有也不写;有的在本专业病名之外再罗列几个其他病名。受医师专业面的限制,专业分科越细,医师们对本专业以外疾病的复杂性越认识不足,是造成临床漏诊最常见的原因。

为了尽可能降低糖尿病临床漏诊率,医师要重视对每位患者进行常规的血糖及尿糖化验,并酌情进行系统检查,并尽早发现并发症,这对控制和稳定病情是十分重要的。另外,各专科医师要自觉扩大知识面,注重对其他专业疾病的诊断,这是提高临床诊断准确率、降低漏诊率行之有效的方法。

8. 容易误诊糖尿病的疾病

有多种非糖尿病因素及疾病可引起葡萄糖耐量减低或空腹高血糖,须与原发性糖尿病相鉴别。

(1)内分泌疾病:诊断糖尿病(原发性)时,应除外下述内分泌疾病:

①肢端肥大症。因生长激素分泌过多,拮抗胰岛素作用引起糖代谢紊乱,可出现垂体性糖尿病症状,临床上患者常表现为糖耐量减低,或并发糖尿病。应与原发性糖尿病鉴别,典型肢端肥大症症状常有助于诊断。因为肢端肥大症的治疗效果不很理想,所以糖代谢恢复正常的机会亦较少。

②甲状腺功能亢进症。甲状腺激素过多使肝糖原分解增加,加速新陈代谢。此外,甲状腺素能提高人体对儿茶酚胺的敏感性,抑制胰岛素的分泌,使机体代谢亢进,葡萄糖

的利用和氧化增加,肠道对糖类的吸收加速,加重了胰岛的负担而诱发糖尿病。有 50%～80% 的甲状腺功能亢进症患者有葡萄糖耐量减低,有 50% 左右的甲状腺功能亢进者可使原有的糖尿病加重,或使症状不明显的糖尿病得以显露而确诊。但应与原发性糖尿病相鉴别。

③胰岛 A 细胞瘤。由于胰岛 A 细胞瘤分泌过多的胰高血糖素,促进糖原异生和肝糖原的分解,而使血糖升高。血中胰高血糖素水平增高,可与原发性糖尿病鉴别。

④库欣综合征(皮质醇增多症)。由于肾上腺皮质增生或肿瘤及药物(糖皮质激素)所引起糖皮质激素增多,拮抗胰岛素,促进糖原异生,抑制已糖磷酸激酶,可致糖耐量异常,以致诱发糖尿病,病情一般较轻。典型库欣综合征有助于鉴别。

⑤嗜铬细胞瘤。嗜铬细胞瘤能引起儿茶酚胺分泌过多(即肾上腺素与去甲肾上腺素大量分泌),促进肝糖原分解和糖的异生,使糖耐量减低而发生糖尿病。本病可通过 X 线、B 超、CT 检查等鉴别。

⑥尿崩症。本病表现出的多饮、多尿、消瘦等症状与糖尿病相似,但尿崩症血糖、尿糖、糖耐量均正常,临床上不难鉴别。

(2)肝脏疾病:肝病患者糖代谢异常较多见,空腹血糖降低或正常,但葡萄糖耐量减低。这是因为肝脏储备糖原能力减弱,糖异生及胰岛功能降低。肝炎病毒累及胰岛 B 细胞而诱发的糖尿病,大都是可逆的。本病的鉴别在于一定有肝炎病史,同时做血磷检查,可以鉴别肝病或糖尿病所致的糖耐量减低。

（3）慢性肾脏疾病：慢性肾脏疾病后期及尿毒症与一般消耗性疾病相似，可有轻度糖耐量减低。慢性肾脏疾病也可能因电解质紊乱，细胞内缺钾影响胰岛素释放，而导致糖耐量异常。也可因肾小管对糖的重吸收功能障碍，而致肾性糖尿。本病结合病史和肾功能检测可区别。

（4）肥胖症：肥胖者因体内肥大的脂肪细胞使单位面积脂肪细胞膜上的胰岛素受体数目相对减少，对胰岛素的亲和力降低且不敏感，故对胰岛素的需要量增加。久之，还可导致胰岛 B 细胞功能下降，而致糖耐量减低。结合病史、体形及临床检验指标可以区别。

（5）急性应激状态：当有感染、外伤、手术、急性心肌梗死、脑血管病等应激情况，易引起体内糖皮质激素分泌增多，可造成一时性高血糖或糖耐量降低，待应激因素消除后，血糖可以恢复正常。若高血糖或糖耐量异常持续时间较久者，则应考虑为糖尿病。

（6）药物：某些药物可以影响糖耐量，但停药后可逐步恢复。如糖皮质激素、醛固酮、生长激素、咖啡因、儿茶酚胺、氯噻酮、可乐定、可的松、二氯甲嗪、呋塞米、依他尼酸、胰升糖素、吲哚美辛、异烟肼、尼古丁、女性口服避孕药、酚妥拉明、苯妥英钠、噻嗪类利尿药等药物会升高血糖。单胺氧化酶抑制剂、地巴唑、保泰松、对氨水杨酸、丙磺舒、普萘洛尔、水杨酸盐、磺胺类药则会降低血糖。

三、糖尿病并发症的诊断

1. 糖尿病急性并发症酮症酸中毒的临床诊断

糖尿病酮症酸中毒是糖尿病的严重急性并发症之一。在胰岛素问世前,糖尿病患者约有半数死于酮症酸中毒。胰岛素问世后,病死率已明显下降,但如处理不当,病死的可能性仍较大。

糖尿病酮症酸中毒可发生于任何年龄的糖尿病患者。1型糖尿病易发生酮症,2型糖尿病较少发生,老年糖尿病患者也易引起酮症而死于糖尿病性脑病。国内资料显示,在不同年龄组的糖尿病患者中,酮症发生率以年轻组为高,在20岁以下、20~40岁、40~70岁和70岁以上各组中,分别为30%、20%、10%和5%。儿童糖尿病患者酮症发生率为18%~52%。性别一般女性多于男性。发病季节以冬季及早春发病率高,可达46.1%。

糖尿病患者由于体内胰岛素缺乏,导致血液中的葡萄糖无法进入细胞内合成糖原或供应能量。于是脂肪开始被加速分解,以供应细胞热能之不足,被分解的大量脂肪酸产生酮体,酮体进入血液,血酮浓度不断升高而成为高酮血症。

当胰岛素严重缺乏时,造成体内激素分泌异常,胰高血糖素、生长激素、儿茶酚胺及皮质醇等激素,对糖和脂肪代谢的影响增强,促使糖原分解,葡萄糖异生,提高了血糖水平,并加速脂肪分解,使酮体生成增多,亦导致酮体在血液中聚积。

酸性代谢产物增多并在血液中积聚时,使血液的pH值(酸碱度)下降;当酸性代谢产物从肾小管排出时,与碱基结合,体内的碱储备继续丢失,使血液的pH值进一步下降,血二氧化碳结合力亦明显降低。此时血酮继续增加,可超过5毫摩/升,表现为代谢性酸中毒,即为糖尿病酮症酸中毒。

对原因不明的脱水、酸中毒、休克、神志淡漠,甚至昏迷的患者,要考虑到患糖尿病酮症的可能性。特别对于从未诊断为糖尿病者有深大呼吸伴有烂苹果味,虽严重脱水、休克而尿量仍较多者,更须提高警惕。通过急查尿糖、血糖、尿酮、血酮、二氧化碳结合力等,一般可以确诊。但须与低血糖昏迷、糖尿病高渗性昏迷、乳酸性酸中毒等鉴别。当发生糖尿病酮症酸中毒时会有如下的临床表现。

(1)原有症状:糖尿病发生酮症酸中毒时,糖尿病的原有症状加重。

(2)消化道症状:食欲减退、恶心、呕吐或有腹痛。

(3)神志状态:早期有头痛、头晕、精神萎靡,继之出现嗜睡、烦躁,进一步发展时,神经反射减退或消失,很快陷入昏迷。

(4)呼吸:轻症时呼吸速率轻度增快,重症则加深加快,呼气中有烂苹果味。

(5)脱水:皮肤干燥、缺乏弹性,眼球下陷等。

(6)循环衰竭:血压下降,四肢厥冷,心率增快,脉细速。

2. 糖尿病急性并发症高渗性昏迷的临床诊断

糖尿病高渗性昏迷又称高渗性非酮性糖尿病昏迷，或称为高血糖脱水综合征，是糖尿病的急性严重并发症之一。临床以严重脱水、极度高血糖、血浆渗透压升高、无明显的酮症、伴有神经损害为主要特点。多见于老年糖尿病患者和以往无糖尿病病史，或仅有轻度糖尿病而不需要胰岛素治疗者，亦可发生在有糖尿病酮症酸中毒史和 1 型糖尿病患者之中。

糖尿病高渗性昏迷的发病率比糖尿病酮症酸中毒要低，但死亡率高达 40%～60%，如不积极救治，患者多在 24～48 小时内死亡。故应早期诊断，及时救治，以降低病死率。

糖尿病高渗性昏迷的诊断应参照以下几点。

(1)临床症状、体征

①严重脱水。皮肤干燥、弹性差，舌干唇裂，眼球凹陷，血压降低，心率增快。

②进行性意识障碍。神志恍惚，定向障碍，幻觉，反应迟钝，甚至嗜睡、昏迷。

③中枢神经系统损害。常有痉挛及抽动、不同程度的偏瘫及癫痫样发作。

(2)实验室诊断指标

①血糖＞33.3 毫摩/升；重者可达 55.5～138.8 毫摩/升。

②血钠＞145 毫摩/升，亦可正常，甚至偏低。

③血酮正常或偏高。

④血浆渗透压＞350毫渗透分子量/升。

⑤尿糖呈强阳性。

本病常易误诊为脑血管病、感染性疾病、一氧化碳中毒、癫痫及中毒性休克等，只要检测血糖及相关指标，则可一一排除。为避免漏诊、误诊，争取早期诊断，凡具备上述主要症状、体征、关键性实验室检测指标者，无论有无糖尿病病史，尤其老年患者，出现高热、厌食、恶心、呕吐、腹泻等引起失水时，或血糖＞33.3毫摩/升（600毫克/分升），均应高度考虑本病的可能。

3. 糖尿病急性并发症乳酸性酸中毒的临床诊断

乳酸是糖无氧酵解的最终产物。正常情况下，乳酸在肝脏通过糖原异生作用而被利用，以保持体内代谢平衡。

当乳酸在体内聚积影响代谢时，血中乳酸就会升高，当乳酸＞3毫摩/升（2毫克/分升）、血 pH 值＜7.37 时，患者随之可出现恶心、呕吐、腹痛、昏睡、呼吸急促、休克，甚至昏迷，临床称之为糖尿病乳酸性酸中毒，且常与酮症酸中毒等急性并发症同时存在。乳酸性酸中毒以发病急、变化快、易昏迷、易休克为临床特点。其死亡率较高，是糖尿病的严重并发症之一。

糖尿病乳酸性酸中毒的诊断应参照以下几点。

（1）病史：有糖尿病病史；可能有大小血管病变及肝、肾疾病等；有过量服用苯乙双胍（降糖灵）、二甲双胍或其他影响乳酸代谢的药物史。

（2）临床表现：根据血乳酸浓度升高程度的不同，糖尿病乳酸性酸中毒的临床表现有轻重之分。临床以神经、呼吸、循环等系统的症状为主。

缺氧及休克状态的糖尿病患者，除了糖尿病的原有症状外，尚伴有发绀、乏力、嗜睡，严重者可陷入昏迷。

无缺氧及休克者除原发病症状外，以酸中毒为主，具有发病急、变化快、病情重等特点，有大而深的呼吸、神志模糊、恶心、呕吐、脱水、嗜睡、腹痛、木僵，甚至昏迷等，但无发绀症状。

（3）实验室检查：①血 pH 值＜7.3。②二氧化碳结合力常＜8.98 毫摩/升（20 容积%）。③血乳酸＞3 毫摩/升，为乳酸血症；＞5 毫摩/升，即可确诊为乳酸性酸中毒。④血丙酮酸增高，可达 0.2～1.5 毫摩/升，乳酸/丙酮酸≥30∶1（一般＜15∶1）。⑤阴离子间隙＞18 毫摩/升（正常值 8～16 毫摩/升），提示为乳酸性酸中毒，但需除外酮症、尿毒症等。

4. 糖尿病并发症低血糖症的临床诊断

正常人空腹血糖为 3.3～6.1 毫摩/升。当各种原因导致血糖浓度＜2.75 毫摩/升时，可引起脑功能障碍，产生一系列临床症状群，称之低血糖症。严重而长期的低血糖发作，可引起广泛的神经系统病变，而且常常易被误诊为癫痫、精神分裂症、癔症、晕厥、低血压脑病等。

其临床表现基本可分为两大类：

第一类，为肾上腺素能作用或交感神经兴奋症状。表现为心慌、出汗、手抖、饥饿感、烦躁，属于早期低血糖症状

（反应）。老年糖尿病患者低血糖时，表现常不典型，易被忽视而延误诊断。

第二类，为中枢神经功能障碍。表现为意识障碍、头痛、精神病样发作、癫痫大发作、感觉异常、暂时性偏瘫、昏迷以及巴宾斯基征阳性。

交感神经兴奋症状多见于糖尿病初期，口服降糖药者或胰岛素治疗早期的患者。并多见于应用速效胰岛素过量而致血糖下降过快时。随着糖尿病病程的延长或并发自主神经病变，其反应可逐渐不明显。在老年糖尿病患者低血糖时其反应亦可不典型，使低血糖不易发现。当血糖下降过低≤2.2毫摩/升（40毫克/分升）时，多出现中枢神经功能障碍症状。长效胰岛素过量时造成血糖降低较慢的低血糖，亦多出现中枢神经功能障碍症状。

以下是糖尿病性低血糖症的诊断标准。

（1）有糖尿病病史及曾经使用胰岛素、口服降糖药等原因。

（2）有中枢神经系统症状或交感神经兴奋症状。

（3）实验室检查血糖浓度＜2.75毫摩/升，此为常用的低血糖症诊断标准。

（4）给予葡萄糖治疗后症状好转。

5. 糖尿病眼部并发症的临床特点

糖尿病的眼部并发症有糖尿病性视网膜病变、糖尿病性色素膜病变、糖尿病性白内障、糖尿病性视神经病变、糖尿病性视网膜脂血症、糖尿病性青光眼、糖尿病性屈光改变。其中最常见的眼部并发症为糖尿病性视网膜病变。

(1)糖尿病性视网膜病变：是糖尿病最多见的严重并发症之一，是致盲的重要原因。长期的临床研究认为，糖尿病视网膜病变的临床表现与糖尿病发病病程、病情、患者年龄等都有密切关系。

①病程。一般认为，糖尿病性视网膜病变程度及发病率与病程呈正相关。患糖尿病时间越长，发生率越高，视网膜病变程度越重。

②病情。视网膜病变与糖尿病控制的好坏关系更为密切。当病情长期控制不佳时，视网膜病变发病率高，并且病变程度亦重。

③年龄。发病与年龄亦有一定关系。10岁以内的糖尿病患者，视网膜病变发病率为7％；10～14岁为26％；15岁以上约为63％。有人发现，病程10年以上者，发病年龄越大，发生视网膜病变率越高。

④并发症。视网膜病变与肾病变的关系密切，有蛋白尿者视网膜发病率为70％～80％；无蛋白尿者仅有5％～7％发病。当肾功能不良时血压升高；有肾病变时收缩压高，视网膜上可有渗出物。临床发现糖尿病性肾病的严重程度与眼底病变程度相当。

⑤血小板及内皮细胞。视网膜病变的特点是小血管堵塞，其发生与血小板及内皮细胞功能缺陷有密切关系。

⑥其他。糖尿病时末梢组织血氧利用减少，直立性低血压、动脉粥样硬化和神经病变，是视网膜缺血、缺氧及其发生与发展的危险因素。尤其血氧利用越差，缺氧越重，视

网膜病变发展越迅速。

（2）糖尿病性色素膜病变：糖尿病在色素膜所引起的病变主要是病态的血管组织及虹膜和睫状体上皮组织的损害。包括虹膜红变，又名虹膜蔷薇疹，新生血管性青光眼及虹膜色素游离症。

①虹膜红变。表现为在虹膜表面出现粗细不等、疏密相同的新生血管，致虹膜呈现红色。虹膜红变不但对眼的危害极大，对全身也是不良的预兆。

②新生血管性青光眼。在虹膜周边部分也有呈花环状的新生血管网，并向前房角方向伸展，使房角完全闭锁，形成"假角"，导致眼压升高，成为新生血管性青光眼。由于血管壁很薄，易发生前房出血，且常反复出血，难以吸收。

③虹膜色素游离症。是由于虹膜和睫状体色素上皮的变性，色素膜细胞破裂，释放出棕黑色色素颗粒的缘故。

（3）糖尿病性白内障：亦为糖尿病最常见的并发症，并可严重影响视力。由糖尿病引起的晶状体浑浊即有 1/2 系糖尿病性白内障，60%～65% 糖尿病患者有晶状体浑浊。糖尿病性白内障可分为真性糖尿病性白内障和糖尿病的老年性白内障。

①真性糖尿病白内障。并不多见，主要发生于年轻的严重糖尿病患者。临床特点为双眼发病，发展迅速，可在数日，甚至 48 小时完全成熟，很少超过几周变熟。

②糖尿病的老年性白内障。比非糖尿病患者的发病率高，发生的年龄较早，且病程长者发生率更高。

（4）糖尿病性视神经病变：视力可有不同程度的减退，

是引起失明的原因之一。当视神经的血液供养受损时,则产生非特异性表现,类似一般的视(神经)盘水肿、缺血性视盘病变或视神经炎的改变。眼底表现为视盘水肿,有出血斑,甚至可以有微血管瘤;晚期可见视神经萎缩。视野可有生理盲点扩大,周边向心性缩小及中心暗点,或连于盲点的象限性缺损。

(5)糖尿病性视网膜脂血症:一般无视力障碍,是血液内类脂质过高所引起。本病为少见的眼部并发症,多发生于糖尿病合并酸中毒的青年患者。

(6)糖尿病性青光眼:糖尿病患者中青光眼的发生率较高,因而引起了人们的关注。有人认为本病的发生,可能与前房角小梁硬化、房水外流不畅有关。

(7)糖尿病性屈光改变:在糖尿病急性初起或加重而致血糖很高时发生近视;血糖显著降低时则出现远视。远视不是最初的现象,而是随着近视之后发生的。近视或远视往往均伴随有散光。患者发生暂时性屈光改变,即突然出现近视或远视,则为血糖升高或血糖降低的征象。在糖尿病得到满意控制后,常可恢复到原来的屈光水平。糖尿病的屈光改变发生快、恢复较慢。由于这些改变是暂时的,一般无需配镜,待病情稳定后再验光配镜为妥。

6. 糖尿病脑部并发症的临床诊断要点

确诊糖尿病性脑病患者,首先要排除非糖尿病性脑血管病,同时还要注意以下一些问题。

(1)虽然糖尿病容易并发脑血管病,但必须考虑到糖尿病发生各种代谢异常时亦可能出现脑部症状。例如,低血糖反应可产生局限性神经症状;糖尿病性高渗性昏迷除发生昏迷外,可有四肢瘫痪、局限性癫痫、瞳孔不等大、腱反射不对称;酮症酸中毒时可出现脑水肿,酸中毒时的低血钾可致四肢瘫痪;乳酸性酸中毒时可表现为木僵状态。对此,临床应认真加以鉴别。

(2)多数糖尿病患者已有中、小脑梗死灶,通常这些病灶不表现出明显的局限性症状,一旦诱发出现症状时,即可发生偏瘫、局限性癫痫、脑神经麻痹等,很容易被误认为新患的脑血管器质性病变。

(3)当糖尿病患者出现动眼神经麻痹时,要注意鉴别是糖尿病本身所致,还是脑桥小梗死灶所引起。

(4)当脑脊液蛋白质增高时,应排除糖尿病性周围神经病变。

7. 糖尿病性心脏病的临床诊断要点

糖尿病性心脏病系指糖尿病患者所并发或伴发的各种心脏病。就心脏范围来说,包括冠状动脉粥样硬化性心脏病(冠心病),糖尿病性心肌病,微血管病变和自主神经功能紊乱所致的心率、心律及心功能失常。如糖尿病性高血压并发心脏病时,还可包括高血压性心脏病。

糖尿病性心脏病的病理变化是在糖、脂肪、蛋白质代谢障碍及电解质紊乱的基础上而发生的心脏大血管、微血管及神经病变。

糖尿病患者由于冠状动脉粥样硬化、微血管病变、心脏自主神经功能受损、心肌代谢异常、血流动力学改变等,而致心脏发生器质性和功能性异常。近年来有学者将这种改变谓之糖尿病性心脏病(简称糖心病)。但不少心血管专家对此有异议,至今仍认为糖心病属冠心病范畴。

糖尿病患者并发的冠心病发病早,症状不典型,易发生心肌梗死,病情进展快,死亡率高。其有以下临床特点。

(1)部分糖尿病患者心肌梗死的部位与冠状动脉狭窄的部位不一致。有人对糖尿病患者进行冠状动脉造影,发现无冠状动脉狭窄的患者中有55%的心电图不正常。

(2)糖尿病患者中无痛性心肌梗死多见,占30%～42%。患者仅有恶心、呕吐、充血性心力衰竭或心律失常,或仅表现为乏力等心肌梗死的症状不典型,极易漏诊、误诊。

(3)糖尿病性冠心病患者一旦并发心肌梗死,梗死面积较为广泛,易发生严重的心功能不全、心源性休克、心脏破裂、猝死和严重的心律失常,死亡率为26%～58%,高龄者死亡率更高。

8. 糖尿病性肾病的临床诊断

糖尿病性肾病目前尚无统一的诊断标准。一般认为,糖尿病患者不止一次地出现蛋白尿,并能除外高血压、心力衰竭、酮症酸中毒、动脉硬化、泌尿系感染及其他肾脏疾病,其诊断即可成立。

轻型糖尿病肾病患者每日只排出1克的蛋白质,而且是间歇性的。尤其在疾病的早期,可间隔数周或几个月后才出现微量蛋白尿,如有特异性的糖尿病性视网膜病变,临床上也可作出明确诊断。当临床上出现持续性蛋白尿时,肾脏病变已不属早期。为了有效地防治糖尿病性肾病,使其获得逆转,应早期诊断。糖尿病性肾病的准确诊断,要依靠肾活体组织病理切片检查。

总之,糖尿病患者有蛋白尿时,不能简单化地确认为糖尿病性肾病,必须综合分析,除外其他因素引起的蛋白尿后,方可定论。

9. 糖尿病足的临床诊断要点

糖尿病足是糖尿病患者特有的临床表现。几乎所有糖尿病足的发生均由缺血、神经病变、感染 3 个因素协同作用而引起。大血管病变在糖尿病足发展中起决定性作用。但是无可置疑,皮肤坏死的最终原因是微循环障碍。

糖尿病足病患者致残多见于下肢血管病变。据报道,糖尿病性坏疽或截肢比一般人的多 20 倍,其中 50 岁以上者比一般人约多 40 倍。糖尿病患者因下肢坏疽而施行截肢手术者约占 10%。国外资料统计,糖尿病患者的下肢截肢率是非糖尿病患者的 15 倍。因糖尿病性足坏疽住院者占全部糖尿病住院患者的 20%,其中 3% 被截肢。另一组资料提供,在截肢手术中,有 15% 截肢时才诊断为糖尿病。截肢后30 天内死亡率为 10%,其中多数生存期为 22 个月。因此,应高度重视糖尿病足的诊断治疗。以下是糖尿病下肢血管病的诊断细节。

(1)动脉搏动减弱:检查时可发现足背及胫后动脉搏动减弱或消失。

(2)皮肤温度降低:缺血部位皮肤发凉,温度降低。

(3)皮肤营养不良:皮肤干燥、角化、变脆,常有裂口。长期供血不足时,皮肤变薄发亮,有蜡状、弹性差等症状。

(4)皮肤颜色改变:色泽异常,足抬高时苍白,下垂时红紫。这是由于动脉压很低,血流缓慢,血液的颜色透过稀薄的皮肤,使足部呈紫红色。

(5)感觉异常:患肢有麻木、感觉迟钝、刺痛等。感觉异常一般是神经病变引起的。

(6)毛、甲、趾、肌肉的变化:患处毛减少或脱落。趾甲变厚或脆薄变形,生长缓慢。足部肌肉、皮下组织萎缩,使足变畸形,趾间关节弯曲。由于肌肉萎缩,趾间关节失去正常的牵引张力平衡,形成爪形趾。

(7)静脉充盈时间延长:先令患者抬高肢体使静脉排空,然后让患者站立观察足背静脉充盈时间,若>20秒说明足部血循环有严重障碍。

(8)皮肤损害:坏疽后皮下组织变成暗蓝色或黑色,损害范围逐渐扩大。慢性溃疡部位表现为深凹的过度角化的溃疡、肉芽苍白,上盖一层纤维素。

10. 糖尿病神经病变的临床诊断依据

糖尿病性神经病变是糖尿病在神经系统发生的多种病变的总称。多累及周围神经系统和自主神经系统,中枢神经系统亦可受损害。当累及运动神经、脑神经、脊髓、自主神经时,可出现知觉障碍、深部反射异常等临床表现。其中周围神经病变、自主神经病变和脑部病变较为常见。

诊断糖尿病性神经病变必须具备以下依据。

（1）糖尿病证据或至少有糖耐量异常。

（2）神经病变证据。

（3）必须严格除外其他原因引起的神经病变，如感染性因素引起的急性多发性神经根炎；化学药物引起的中毒性神经炎等。

在诊断本病时，应提高对糖尿病患者发生神经病变的警惕性。不论糖尿病有无症状、病情如何、早期或晚期、1型或2型，均须详细搜寻神经系统受累的佐证，以免漏诊、误诊。为了早期诊断神经病变，对周围神经病变必须进行电生理（肌电图）检查，测定运动及神经传导速度；自主神经功能检查亦可反映早期神经功能紊乱。

11. 糖尿病性骨质疏松的临床诊断特点

骨质疏松症是一种全身退化性骨骼疾病。虽然它的外形与正常骨骼看来没有什么区别，但是随着骨骼中有机质（胶原蛋白）和无机质（钙盐）的流失，原本密实的骨骼中形成了许多孔隙，导致骨骼承受各种力量的能力（骨的强度）下降。在同样外力作用下，疏松的骨骼发生骨折的机会自然就增加了。

胰岛素的缺乏和长期的高血糖状态，导致糖尿病患者比一般人更为容易发生骨质疏松症。世界卫生组织推荐和普及的骨质疏松诊断标准是：当受试者骨密度低于25岁女性平均骨密度2.5个标准差时，可诊断为骨质疏松。临床上骨质疏松症诊断需依靠临床表现、骨量测定、X线片及骨转换生物化学的指标等综合分析判断。诊断糖尿病性骨质疏松症应注意以下几个特点。

（1）骨形态学改变的特点为骨皮质变薄,骨松质小梁变细而疏松,数目减少,且呈栅状垂直排列,骨密度减低,骨量减少,透亮区加大。严重时骨 X 线片显示皮质呈细线条状,骨质吸收呈毛玻璃状,并出现负钙平衡。

（2）临床特点为表现经常性腰、背、髋部疼痛,或出现持续性肌肉钝痛。日常活动不慎易发生骨折,除脊柱外,前臂远侧端、肱骨近端及股骨颈都是易发生骨折的部位。

（3）骨折后长期卧床可产生其他并发症,手术治疗后的伤口愈合及骨折后愈合均较正常人缓慢。

（4）糖尿病骨质疏松患者经常有高尿钙、高尿磷、高尿镁,而且血镁及血磷减少,血钙水平则往往正常。

12. 糖尿病性腹泻临床诊断特点

糖尿病性腹泻是糖尿病性自主神经病变的一种临床表现。临床调查发现约有 60% 的糖尿病患者并发胃肠功能紊乱。大多数患者有便秘倾向,有时非常顽固。有 5%～7% 的糖尿病患者常发生腹泻和吸收不良综合征,不伴有腹痛及感染的表现。诊断时应注意以下特征。

（1）顽固性间歇性腹泻发作期可几天至几周。间歇期可数周至数月,间歇期大便可正常,甚至便秘。

（2）大便量多,为棕色水样便,无腹痛及感染的表现。

（3）昼夜均可发作,但以清晨和夜间多见,发作时一天腹泻常多达 20 余次,严重者夜间可发生大便失禁。

(4)常有饭后腹泻加重。腹泻前可有腹胀和肠鸣音。

(5)约有 50%患者同时有脂肪泻。

13. 糖尿病性高血压的临床诊断要点

据国外统计,在糖尿病患者中高血压发病率可高达 40%~80%,国内统计,糖尿病并发高血压者为 28.4%~48.1%。糖尿病患者的高血压不仅发病率高,而且发病早。无论男、女患者,发病率随着年龄的增长、病程的延长而增高,但年龄组以 41~50 岁为最高,发病率可高达 73.7%左右。以下是糖尿病性高血压的诊断依据。

(1)有糖尿病史且血压高于正常。世界卫生组织拟定的血压标准:收缩压≥140 毫米汞柱、舒张压≥90 毫米汞柱。

(2)糖尿病性肾病伴高血压,见于糖尿病性肾小球硬化症或糖尿病并发其他肾脏疾病。

(3)收缩期高血压,常见于中老年 2 型糖尿病患者。

(4)糖尿病累及自主神经病变伴高血压,表现为立位性低血压与卧位性高血压。

14. 糖尿病性血脂紊乱症的临床诊断要点

血液里的脂肪称为"血脂"。它来源于食物经胃肠消化吸收的脂肪和体内自行合成的脂类。一般包括三酰甘油、胆固醇、磷脂和脂肪酸等。脂类为非水溶性物质,在血浆中脂类与一定量的蛋白质构成水溶性的脂蛋白而存在。

正常人空腹血浆中基本不含乳糜微粒,而糖尿病患者基于糖、蛋白质、脂肪的代谢紊乱,使血液中三酰甘油、胆固醇,β-脂蛋白的浓度超出正常范围,称之糖尿病性血脂紊乱症。

以下是糖尿病性血脂紊乱症的诊断依据。

(1)有糖尿病病史。

(2)本病的诊断主要靠实验室检查,其中最主要的是测定血清总胆固醇和三酰甘油,用这两项指标几乎可检出90%以上的高脂血症。诊断指标为:血清总胆固醇浓度>5.69毫摩/升;三酰甘油>1.36毫摩/升。血清游离脂肪酸浓度>300~600毫摩/升。在久病糖尿病患者中尤为明显。

(3)重视高危人群,即老年糖尿病患者、女性更年期患者及体型肥胖者;不要忽视伴有心脑血管病的糖尿病患者。

15. 糖尿病性阳痿的诊断特点

将近90%的糖尿病患者有不同程度的性功能障碍。临床表现为阳痿、早泄、射精迟缓、逆行射精、性欲低下、月经紊乱,以至引起不育(孕)症等。

男性糖尿病患者常伴有阳痿,是器质性阳痿最常见的原因。糖尿病患者的阳痿大约有80%是器质性的(糖尿病性阳痿)。大约每2个临床诊断为糖尿病的患者中,就有1个出现性功能障碍,糖尿病患者阳痿的发生率可较其他人群高2~5倍。另据统计,男性糖尿病患者中有40%~60%伴有不同程度的阳痿。

糖尿病性阳痿可以发生在任何年龄,20~30岁的患者发病率为25%~30%;年龄>50岁的患者发病率为50%~

70%;80 岁时,糖尿病和非糖尿病男性阳痿的发生率均为 70%～80%。阳痿的发生率一般随增龄而增高。大多数患者的阳痿是在糖尿病发病后数年才出现的,而且在糖尿病性阳痿中 70%是血管病变引起的。另一种较少见的情况是,在作出糖尿病诊断之前患者就已经出现了阳痿。此种糖尿病性阳痿的特点是,阳痿症状的出现十分突然,如果及时诊断、治疗,则患者的性功能多能迅速得以恢复。

糖尿病性阳痿应与精神性阳痿鉴别诊断。

(1)有无夜间或清晨阴茎勃起是器质性阳痿与精神性阳痿的一个重要鉴别点,前者无而后者有。

(2)器质性阳痿一般缓慢发生;精神性阳痿则急性发作,发作与精神刺激有关。

(3)器质性阳痿呈持续进行性,无论外界任何性质的性刺激,阴茎仍然不能勃起;精神性阳痿则有选择性及间歇发生,受特定环境的影响。

(4)器质性阳痿性感减退或消失;精神性阳痿则夜间遗精,对性欲刺激有反应能力。

(5)一般说来,器质性阳痿的治疗效果比精神性阳痿的难度要大。

16. 糖尿病合并外阴炎的临床诊断特点

女性糖尿病患者的外阴部接近阴道、尿道和肛门,容易受经血、白带、粪、尿的污染,特别是外阴皮肤常被含糖的尿液污染,该处皮肤皱褶多,长期受尿液刺激及常被摩擦,极易发生炎症。肥胖型糖尿病妇女更易并发外阴炎。

正常人的阴道中可有少量白色念珠菌生长,但无症状;而糖尿病患者阴道的糖量增多,pH 值 5.5～6.5,白色念珠菌在此环境中繁殖迅速。大量繁殖的念珠菌使阴道发生炎性改变,不断刺激外阴部,而并发为外阴炎。

糖尿病患者常因外阴瘙痒的症状首次求治于妇产科医生,经进一步查血糖而诊断为糖尿病。外阴炎患者求治时的主诉多为外阴奇痒,坐卧不安。临床主要表现为:外阴局部痒、痛、灼热感。

发病初期外阴瘙痒重,尤其夜间奇痒难忍,影响睡眠,抓后瘙痒部位表皮溃破,继而发生疼痛,伴有灼热感。

检查所见,外阴皮肤潮红,阴道充血,其范围可局限于会阴部或扩大至大腿内侧。亦可在阴阜或大阴唇上出现毛囊炎、疖肿或疱疹。

症状反复发作时,可见皮肤轻度增厚,并可伴有多处皲裂。阴道内和阴道口可见典型豆渣样和奶酪样白带。

17. 糖尿病合并肺结核的诊断要点

肺结核是糖尿病的一种特殊感染,而且糖尿病患者又是易患人群,所以先患糖尿病后发生肺结核在临床上最为多见。据统计,糖尿病并发肺结核的发病率比非糖尿病患者的增多 2～4 倍。糖尿病并发肺结核者其中的 50%～60% 先发现糖尿病,20%～30% 的患者糖尿病与肺结核同时发现。轻症糖尿病并发肺结核而有症状者少见,仅约5%;重症者则有 75% 有肺结核症状。暴发型肺结核在糖尿病患者中较为多见,有空洞者占 75%。临床还发现,本病男性多于女性;消瘦者多于肥胖者2倍左右;患病年龄以40～60岁为高峰,其中51岁以上的糖尿病并发肺结核者占52%。

糖尿病合并肺结核可粗略归纳为两种情况。先患糖尿病后并发肺结核或两病同时发现,则多呈急骤发病,往往类似于肺化脓或急性肺炎。病变进展迅速,症状难以控制。

先发现肺结核后发现糖尿病者则症状比较缓和,类似肺结核复发或加重。糖尿病并发肺结核常见的症状为咯血。国外报道咯血的发生率为13%,较单纯肺结核咯血的发生率6.8%为高。本病患者发生致命性大咯血者也较单纯肺结核者多见。

糖尿病并发肺结核患者其结核病进展迅速,肺部结核病灶干酪液化,干酪样物质咯出形成空洞,尤以多发性空洞多见。痰中结核菌的阳性率也比单纯肺结核者的为高。

糖尿病并发肺结核的X线片特征:病变示短期渗出浸润后趋向于干酪坏死、液化,呈现广泛支气管炎及空洞。增殖性病变、肺部纤维化及胸膜粘连少见。有关资料证实了X线片上病变以干酪样变最为多见,渗出浸润次之,纯渗出性病变及纤维增生性病变均少见。有空洞者占75%。空洞多呈多发性。X线片上多表现为两肺或一肺占1～2肺叶,或肺段为主的干酪病灶及不规则的液化区域。

有专家认为,糖尿病患者发生肺结核,在X线片上所见以侵犯肺门部开始,向肺中、下部扩展的渗出浸润病灶为主。

四、糖尿病相关检查

(一)血糖的检测

1. 血糖的检测标准

血糖是人体活动能量的主要来源,其中全身总热量的60%~70%由膳食中的糖类供给。在正常情况下血糖保持动态平衡,空腹血糖3.9~6.1毫摩/升、进食后最高不超过7.8毫摩/升。

中华医学会糖尿病学分会建议在我国人群中采用WHO诊断标准。

(1)临床有糖尿病症状,任意时间血糖≥11.1毫摩/升和(或)空腹血糖≥7.0毫摩/升可诊断为糖尿病。如任意时间血糖<7.0毫摩/升及空腹血糖<5.6毫摩/升,则可排除糖尿病。

(2)如血糖值在上述二者之间,结果可疑时,应进行口服葡萄糖耐量试验(OGTT)。成年人口服75克葡萄糖;儿童1.75克/千克体重,总重量不超过75克。其结果:如餐后2小时血糖≥11.1毫摩/升,可诊断糖尿病;餐后2小时血糖<7.8毫摩/升可排除糖尿病;餐后2小时血糖为7.8~11.1毫摩/升,则为糖耐量异常。

(3)如无临床症状,除上述两项诊断标准外,尚须另加一项标准方能确定诊断,即口服葡萄糖后1小时血糖≥11.1

毫摩/升;或另一次空腹血糖≥7.8毫摩/升。

2. 血糖检测值误差原因

根据人体血糖的变化规律,凌晨3点血糖值为最低(一般不应低于3.8毫摩/升),然后血糖逐渐升高。正常人胰岛素分泌正常,血糖值可以控制在正常范围之内,而糖尿病患者由于自身胰岛素水平较低,血糖受胰岛素抵抗激素影响明显,血糖值会逐渐升高。因此,患者一般测空腹血糖最好在清晨6:00~8:00取血,8:00以后血糖值会越来越高,不能真实反映治疗效果。研究结果发现,下午检测血糖结果会偏低,早晨诊断为糖尿病的人在下午可能会被认为是健康人。建议如果需要在下午做血糖检查,应把判断糖尿病血糖标准下降0.67毫摩/升。

此外,血糖值有误差还和采血标本和采血途径等原因有关系。

(1)血标本不同:红细胞中的水分约72%,血浆中的水分为94%,红细胞和血浆的水分内含葡萄糖浓度相同。因此,全血测定的血糖值比血浆低10%。

(2)采集标本的途径不同:与空腹时静脉血糖值相比,末梢血血糖值高0.22毫摩/升(4毫克/分升)、动脉血血糖值高0.56毫摩/升(10毫克/分升)。临床多以采静脉血为主,儿童有时可采耳垂、手指等末梢血。

(3)标本采集后的处置不同:红细胞具有对糖的分解作用,全血在37℃放置1小时,可使血糖降低1.12毫摩/升(20毫克/分升),25℃时减低0.44毫摩/升(8毫克/分升),4℃时减低0.17毫摩/升(3毫克/分升)。加入抗凝剂后,血糖减低的程度约为上述值的 50%。因此,宜采血后 30 分钟内测定。

3. 空腹血糖的测定方法

是指隔夜空腹 8 小时以上,早餐前采血测定的血糖值。午餐前、晚餐前测定的血糖不能叫空腹血糖。

糖尿病确诊必须检测空腹血糖。空腹血糖的真正意义是基础血糖。基础血糖主要是维持人体正常生理功能,保证人体的正常活动。基础血糖的控制多受肝脏调节,如果出现血糖过低,肝脏就会把储存的肝糖原释放到血液中去,确保血糖稳定。

人们一般在晚上 19∶00 左右进餐,次日 7∶00 才会用早餐,其间一般都不再进食。而这 12 小时内,人体就会把三餐摄入的糖类等基本消耗完,次日早晨 7∶00 应该是血糖最低的时间段,但人体为保持正常的血糖水平,会分泌促使早餐后血糖升高的激素,如肾上腺皮质激素。血糖受到激素影响达到正常水平后,同样受生理性因素的影响,使血糖不再升高。正因为这一机制,致使空腹血糖在诊断糖尿病时,指标不敏感,但准确度较强。也就是说,单纯依靠空腹血糖指标诊断糖尿病,会遗漏一部分糖尿病患者,但一旦监测的空腹血糖值达到诊断糖尿病的标准,往往确诊率比较高。

4. 检测餐后血糖的意义与作用

大量临床实践发现,大部分糖尿病早期及前期患者空腹血糖正常,而餐后血糖明显偏高。因此,检测餐后血糖才是实现糖尿病早发现、早诊断和早治疗的关键,从某种意义上说,较检测空腹血糖更为重要。然而目前很多人甚至不少非糖尿病专科医生,都未意识到餐后血糖对糖尿病诊治的重要意义,导致很多糖尿病早期及前期患者被漏诊。

有些患者被检测出餐后血糖偏高时,认为这与进食量过多或进食甜食过多等因素有关,不给予足够重视。其实,这种认识是错误的。正常人的内分泌系统对机体内环境的变化相当灵敏,能随时根据机体内环境的变化,调整胰岛素等各种激素的分泌量,以维持身体内环境稳定,保证机体正常运转。因而,对于健康人来说,不管吃了什么、吃得多少,机体总会分泌足够的胰岛素参与糖代谢,以保证血糖水平维持在正常范围。所以,不管是早、中、晚哪一餐,只要检测发现餐后 2 小时血糖高于 7.8 毫摩/升,就应高度警惕,最好及时到正规医院糖尿病专科就医检查,进一步明确诊断。

餐后高血糖若未被及时发现并治疗,一般要经过 3~5 年的发展,才会使空腹血糖明显升高,而此时胰岛 B 细胞的功能也已基本损失过半,患者病情往往比较严重,心、脑、肾、眼等器官已出现不同程度损害,治疗难度大大增加。可见,及早检测餐后血糖,及早治疗,可为糖尿病患者争取 3~5 年治疗时间,对控制病情极为有利。

(二)糖化血红蛋白和 C 肽的检测

1. 临床检测糖化血红蛋白的重要意义

人体血液中红细胞内的血红蛋白容易与血糖结合,结合的产物就是糖化血红蛋白。这种结合基本上是一个不可逆的过程,一旦结合就难以解离。红细胞的生命周期为120天,只有等到红细胞衰亡,这种结合才会终止。当然,红细胞不断生成,也不断死亡。所以,临床上检测到的糖化血红蛋白值反映了患者最近2~3个月的血糖平均水平,并不受一时一刻血糖波动的影响,也更少受到饮食、运动等因素的干扰,更客观地反映较长时间内的血糖水平。现在,国际上一些有关糖尿病的大型临床研究,都以糖化血红蛋白水平作为控制血糖好坏的金标准,其原因就在于此。

《中国糖尿病防治指南》将我国糖尿病患者的糖化血红蛋白达标值定为小于6.5%,超过这一标准就说明血糖控制不理想,应更多注意饮食、运动和治疗方案的调整。

(1)可鉴别高血糖的性质:糖化血红蛋白值可鉴别高血糖属于一过性(应激性高血糖)还是长期的(糖尿病)。人在应激状态,如发生心肌梗死、脑卒中或严重感染时,血糖会升高。这种高血糖不一定意味着患者有糖尿病,而是体内一些激素升高、能量应激动员的表现。这时,体内某些激素迅速释放,导致我们血管收缩以致脸色苍白、心动过速以致心慌;同时能量动员,导致血糖升高。这种高血糖会随着应激因素的消除而恢复正常。所以临床上,我们一般不急于诊断这种高血糖为糖尿病,但是会按照高血糖来紧急处理。待病情稳定后,再复查血糖或做葡萄糖耐量试验,同时检查糖化血红蛋白,来确定患者高血糖的性质。倘若发现糖化血红蛋白和血糖都高,则考虑患者有隐匿的糖尿病。

(2)制定治疗方案的依据:糖化血红蛋白检测可以指导医生更好地制定糖尿病治疗方案。控制糖尿病,最根本的目的是控制糖尿病的各种并发症。研究表明,糖化血红蛋白水平与 1 型或 2 型糖尿病患者发生并发症的危险密切相关。很多研究显示,糖化血红蛋白水平降低后,心、脑血管疾病以及眼病、肾病和神经系统疾病的发生危险均显著降低。临床研究证实,糖化血红蛋白每增加 1 个百分点,2 型糖尿病患者合并心、脑血管疾病的几率就增加 15%～18%,死亡率增加 20%～30%。近年来,糖化血红蛋白(HbA1c)正日益受到临床医生的高度重视,成为血糖控制评价的重要指标之一,其检测可以指导医生更好地制订糖尿病诊疗方案。

2. 糖化血红蛋白的检测频率

糖化血红蛋白虽然是监测糖尿病的金指标,但它并不能替代瞬时血糖(如空腹血糖、餐后血糖等)。特别是依据血糖水平调整胰岛素治疗时,胰岛素剂量的调整必须依靠实时监测的空腹血糖和餐后血糖数值,否则会发生血糖居高不下或低血糖等严重后果。

糖化血红蛋白的检测频率每年不应少于 3 次。如果糖尿病患者血糖控制已经达到标准,并且血糖控制状态较为平稳,每年至少应该接受 2～3 次糖化血红蛋白检测。对于那些需要改变治疗方案,或者血糖控制不稳的患者,以及正在进行胰岛素治疗的患者,应该每 3 个月进行 1 次糖化血红蛋白测定。

3. C 肽测定的临床意义

胰岛 B 细胞分泌胰岛素时,首先合成一种胰岛素前体物质,称之胰岛素原。胰岛素原在酶的作用下,裂解为一个分子的胰岛素和同样一个分子的连接肽,这个连接肽就简称C肽。

C肽没有胰岛素的生理作用,而胰岛B细胞分泌胰岛素和C肽呈等分子关系,即分泌几个胰岛素分子,同时必然分泌几个C肽分子。所以通过测定患者血中C肽量的多少,可以反映胰岛B细胞的分泌功能。

(1)C肽不受胰岛素抗体干扰,能接受胰岛素治疗的患者,可直接测定C肽,以判断病情。

(2)可鉴别各种低血糖原因,如C肽超过正常,可认为是胰岛素分泌过多所致;如C肽低于正常,则为其他原因所致。检测C肽指标,对诊断胰岛B细胞瘤很有临床价值。

(3)定期测定C肽浓度,对了解患者胰岛功能、病情轻重及临床治疗效果,都有重要意义。

(4)测定C肽浓度,可有助于鉴别糖尿病的临床类型。

(5)可判断胰岛B细胞瘤手术效果。若术后血中C肽水平仍很高,说明有残留的瘤组织。若在随访中,C肽水平不断上升,提示肿瘤复发或转移的可能性很大。

4.C肽测定方法

C肽测定方法有两种。

(1)血清C肽测定:正常人用放射免疫测定法测血C肽,一般为0.3～0.6纳摩/升,均值为0.56±0.29纳摩/升,葡萄糖负荷试验后,高峰出现的时间与胰岛素一致,比空腹时高5～6倍。

(2)24小时尿C肽测定:通用的方法是收集24小时尿,

或 8 小时、12 小时的夜尿,混匀后取少量做试验。尿 C 肽的变化与血 C 肽是一致的,也能反映胰岛 B 细胞的功能。对那些采血困难或不愿意多次采血的患者,尿 C 肽测定可作为一种替补方法。值得注意的是,当有肾功能损害时,血中C 肽明显升高,尿 C 肽排出明显减少,不能准确地反映 B 细胞的功能状态。

(三)胰岛素和酮体的检测

1. 胰岛素释放试验的临床意义

胰岛素释放试验,是让患者口服葡萄糖或用馒头餐使血糖升高而刺激胰岛 B 细胞分泌胰岛素,以了解胰岛 B 细胞的储备功能。它有助于糖尿病的早期诊断、分型和指导治疗。进行口服葡萄糖耐量试验的同时,可测定血浆胰岛素浓度以反映胰岛 B 细胞储备功能。

胰岛素释放试验有助于了解胰岛 B 细胞功能(包括储备功能),对糖尿病的诊断分型和指导治疗有一定的意义,但不作为判定糖尿病分型的依据。

2. 口服葡萄糖耐量——胰岛素释放试验的测定方法

口服葡萄糖耐量——胰岛素释放试验简单实用,已广泛应用于临床。世界卫生组织建议的方法是在空腹及口服75 克葡萄糖后的 1、2、3 小时各采血 1 次,共 4 次。但有的专家根据不同的目的也有测定 5 次,测定 3 次或测定 2 次。国内外也有报道以 100 克淀粉(2 两馒头)作试餐者。

对于空腹血糖正常或稍偏高的患者,或可疑糖尿病的患者,须进行糖耐量试验。

(1)试验前日晚餐后至试验当日晨禁食。

(2)试验当日空腹时取静脉血、留尿,立即送检。

(3)随后将 75 克葡萄糖(所用葡萄糖应为无水葡萄糖 75 克,含单结晶水的葡萄糖 82.5 克),溶在 300 毫升水中,在 5 分钟内饮完。

(4)服糖后 30 分钟、1 小时、2 小时和 3 小时各再取静脉血 2 毫升,每次抽血时最好能同时留尿送检,分别测血糖和尿糖。

3. 口服葡萄糖耐量——胰岛素释放试验注意事项

(1)试验者如有感冒、胃肠炎等急性病时,要等病愈后再作。

(2)已经确诊的糖尿病患者,不宜再做本试验。

(3)试验前和试验过程中不能吸烟并应避免剧烈体力活动。

(4)试验前应禁食 10~16 小时(禁食时间不能缩短或过长),可以饮水,但不可喝茶或咖啡。

(5)对疑有反应性低血糖者,可检测服糖后 4 小时和 5 小时血糖。

(6)试验期间若出现面色苍白、恶心、晕厥等症状时,要停止试验。若是在服糖后 3~4 小时出现,应考虑为反应性低血糖,立刻取血测血糖,并让患者进食。

(7)许多药物可使葡萄糖耐量减低,故在试验前应停药,如烟酸、噻唑类利尿药、水杨酸钠等至少停止 3～4 天,口服避孕药停 1 周,单胺氧化酶抑制剂应停 1 个月以上。

(8)儿童按体重 1.75 克/千克予以葡萄糖负荷,总量不超过 75 克。

4. 胰岛素释放曲线的结果判定

正常人的胰岛素释放曲线,随口服糖后血糖浓度的上升血浆胰岛素水平也迅速上升,高峰一般在服糖后半小时至 1 小时出现,高峰值可比空腹胰岛素水平高 5～10 倍,然后逐渐下降,3 小时即可降至正常水平。正常人空腹基础血浆胰岛素水平为 35～145 纳摩/升(5～20 毫单位/升)。

因患糖尿病类型不同胰岛素释放曲线会出现各自特点:患者空腹血浆胰岛素水平很低,口服葡萄糖刺激后仍很低,说明胰岛素分泌绝对不足,应用胰岛素治疗。常见于 1 型糖尿病或 2 型糖尿病晚期;患者空腹血浆胰岛素水平正常或高于正常,口服葡萄糖刺激后,升高迟缓,2 小时后其峰值才高于正常,提示患者的胰岛素分泌相对不足。常见于 2 型糖尿病肥胖者;患者空腹血浆胰岛素水平稍低或正常或稍高于正常,口服葡萄糖刺激后升高延迟且低于正常。常见于消瘦或体重正常的 2 型糖尿病患者。

5. 酮体及尿酮体的自我测定方法

酮体是脂肪代谢的产物,包括乙酰乙酸,β 羟丁酸及丙酮,其中乙酰乙酸及 β 羟丁酸均为强酸。

患糖尿病时,因为糖代谢紊乱加重,细胞不能充分地利用葡萄糖来补充能量,只好动用脂肪,脂肪分解加速产生大量脂肪酸,超出了机体利用的能力则转化为酮体。当酮体超过肾脏排酮阈时,酮体从尿中排出,所以尿中出现酮体。酮体阳性见于糖尿病酮症、酮症酸中毒、饥饿、高脂饮食、严重呕吐、腹泻、消化吸收不良等。

为了预防因感染、创伤等各种因素诱发酮症酸中毒,要求患者必须掌握检测尿酮体的方法。

(1)用酮体试纸查尿酮体:将尿酮体试纸浸入尿液中,约1秒钟后取出,2分钟后观察试纸颜色变化,并与标准色板对照,即可得出测定结果。

结果判断:呈淡黄色,表示尿中无酮体;呈深黄色,酮体为1个加号(＋),尿中含酮体5～15毫克/100毫升;呈淡紫色,为2个加号(＋＋),尿中含酮体量15～40毫克/100毫升;呈紫色,为3个加号(＋＋＋),尿中含酮体量40～80毫克/100毫升;呈深紫色,为4个加号(＋＋＋＋),尿中含酮体量80～100毫克/100毫升或更高。

使用试纸时,请一次性拿出所需试纸,迅速盖紧瓶盖,保存在阴凉干燥处。

(2)用酮体粉检测尿酮体:酮体粉是由硝普钠1克,无水碳酸钠20克,硫酸铵40克组成的粉状混合物。

取酮体粉1小匙,放入带凹磁板中,加新鲜尿液3～4滴,以浸湿粉末为适度,1～2分钟后观察颜色变化。

结果判断:根据反应后颜色变化与否,做出判断。颜色不变为阴性;呈淡紫色为弱阳性;如果迅速变成深紫色,为强阳性。

（四）尿糖、尿蛋白的检测

1. 糖尿病患者尿蛋白检测的临床意义

微量白蛋白尿检测是目前能早期预测有可能发生糖尿病性肾病的最简便和敏感的参数。有专家主张,患糖尿病时尿白蛋白排泄率应作为一项常规检查,24 小时和基础尿白蛋白排泄率已广泛用于预测糖尿病性肾病。

夜晚尿白蛋白排泄率的测定,可能为肾损害提供一项敏感的早期预测指标。激发试验也可作为一项预测指标,选择适当的运动量,可使早期糖尿病性肾病患者尿蛋白的排泄量增加,而正常人不出现蛋白尿。

24 小时尿蛋白定量的正常参考值为 10～150 毫克。若在 150～500 毫克,为微量蛋白尿,＞500 毫克为临床蛋白尿。微量蛋白尿提示糖尿病肾病早期,需长期控制血糖,对逆转或延缓肾病和视网膜病变的发生发展有一定意义。

尿白蛋白排泄率(UAE)正常参考值＜15 微克/分钟。糖尿病肾病早期,肾小球基底膜受损较轻,故只有微量白蛋白漏出。早期糖尿病性肾病尿白蛋白排泄率为 15～200 微克/分钟,临床糖尿病性肾病＞200 微克/分钟。有专家报告,糖尿病性肾病有明显蛋白尿者,几乎 100% 有糖尿病视网膜病变。当糖尿病患者尿白蛋白排泄率达 30 微克/分钟,可能是糖尿病微血管并发症防治的关键时刻。

有专家认为,糖尿病性肾病早期蛋白尿呈间歇性,只在劳动或运动后为阳性反应。因此,运动后尿蛋白检验对早期诊断糖尿病性肾病有一定的意义。

2. 尿糖试纸的使用方法

正常人每日从尿中排出的葡萄糖为 32～93 毫克，一般葡萄糖常规定性试验不起反应。当尿中每日排出的葡萄糖超过 150 毫克时，尿糖才呈阳性反应，称为糖尿。

尿糖试纸具有快速、方便、价廉的优点，现已被广大糖尿病患者所采用。患者通过尿糖试纸自查，可掌握尿糖变化情况，以利控制病情发展。

使用时首先将尿糖试纸浸入尿液中，湿透约 1 秒钟后取出，在 1 分钟内观察试纸的颜色，并与标准色板对照，即能得出测定结果。

检验结果表明，尿中含糖量不同，试纸呈现出深浅度不同的颜色变化，以此估计尿糖的程度。如比色为蓝色，说明尿中无糖，代表阴性结果，符号为（－）；呈绿色，为 1 个加号（＋），说明含糖约 0.5 克/100 毫升尿内；呈黄绿色，为 2 个加号（＋＋），含糖约 1.0 克/100 毫升尿内；呈橘黄色，为 3 个加号（＋＋＋），含糖约 1.5 克/100 毫升尿内；呈砖红色，为 4 个加号（＋＋＋＋）或以上，含糖在 2 克以上/100 毫升尿内。

使用试纸时，需把一次所需要的试纸全部取出，然后盖紧瓶塞，保存在阴凉干燥处。

五、口服降糖药的选择和服用方法

药物治疗是糖尿病防治中的一种重要的治疗方法。一旦确诊为 2 型糖尿病，如果经过控制饮食和适当运动，血糖仍然较高时,就要服用降糖药来稳定血糖。口服降血糖药目前有五大类,即磺脲类、双胍类、α-葡萄糖苷酶抑制剂、胰岛素增敏剂、非磺脲类胰岛素促泌剂。

磺脲类:主要作用是刺激胰岛 B 细胞分泌胰岛素,以达到降血糖目的。最早使用的这类药物是 D860(甲苯磺丁脲),为第一代磺脲类,它在体内发挥作用的时间短;第二代有格列本脲,其降血糖作用虽然强,但容易发生低血糖;以后还相继发现了格列齐特(达美康)、格列吡嗪(美吡达)、格列波脲、糖适平等。后二者的降血糖作用都比 D860 强,口服后 90% 由肾脏排出。而格列喹酮 95% 通过肝脏经胆道从粪便排出,仅 5% 从尿排出,故此类药有胃肠道反应及肝功能损害等副作用。

双胍类:主要降糖机制是增加体内组织对葡萄糖的利用,抑制肠道对葡萄糖的吸收,从而起到降低血糖的作用。这类药包括苯乙双胍(降糖灵)和二甲双胍,但可引起食欲减退、恶心、腹胀、剂量大还可引起乳酸酸中毒。

α-葡萄糖苷酶抑制剂:主要品种有阿卡波糖(拜糖平)、伏格列波糖(倍欣)。它主要抑制小肠内淀粉酶、麦芽糖酶,延缓肠道内糖类分解为可被机体吸收的葡萄糖,降低餐后血糖。

胰岛素增敏剂:主要品种有罗格列酮(文迪雅)、吡格列酮(艾汀)。能增强胰岛素的敏感性,加强胰岛素的降血糖作用。

非磺脲类胰岛素促泌剂:主要品种有瑞格列奈(诺和龙),那格列奈(唐力)。这类药物也是促进胰岛 B 细胞分泌胰岛素,具有起效快,降糖作用时间短,低血糖反应较磺脲类少特点,应在饭前即刻服用。

(一)磺脲类降糖药

1. 磺脲类口服降糖药的宜忌人群

(1)适宜人群:磺脲类口服降糖药可以作为非肥胖的2型糖尿病患者的首选用药。

①采用胰岛素治疗的患者,每日胰岛素量小于40单位不愿继续使用胰岛素治疗的患者可以试改用磺脲类药替代。

②2型糖尿病史小于5年,空腹血糖大于11.1毫摩/升,未曾用过胰岛素治疗,体重正常或轻、中度的肥胖患者也可选用。

③2型糖尿病史虽然较长,但经检测血浆胰岛素、C肽水平,确定尚具有一定胰岛素分泌功能者。

(2)禁忌人群

①1型糖尿病患者、胰源性糖尿病者和磺脲类药原发性失效的2型糖尿病患者不选用磺脲类药。

②肥胖的2型糖尿病患者、高胰岛素血症患者、成年人迟发性自身免疫性糖尿病、老年人、病情较轻的患者不宜选用。

③妊娠和哺乳期妇女需改用胰岛素控制血糖,儿童患者不推荐服用。

④患者有明显的心、脑、肝、肾、眼、神经等并发症的不可选用。

⑤患者合并严重感染、高热、外伤、或进行外科手术应停用。

⑥有黄疸、造血系统受抑制、白细胞减低者；对磺脲类药物有不良反应及过敏史者均禁忌。

2. 磺脲类口服降糖药的常用种类及服用方法

磺脲类药物通过刺激胰岛素分泌而降低血糖，这类药物服用后经过血液循环作用于胰岛 B 细胞刺激其分泌胰岛素，这一过程需要一定的时间；而食物吸收后正好存在血糖高峰。所以，该类药物必须在餐前服用。需特别提醒的是，如果服药后未能及时进食，就去运动或做其他的事情，有出现低血糖的危险。常用磺脲类口服降糖药的种类及服用方法（表 2）。

表 2　常用磺脲类口服降糖药的种类及服用方法

名　　称	商品名	服用时间方法
甲苯磺丁脲	D860	餐前 30 分钟。刚开始可在早餐前或早餐及午餐前各服 500 毫克，也可每日 3 次，每次 250 毫克，可根据病情需要逐渐加量
格列本脲	优降糖	餐前 30 分钟。小剂量治疗时早餐前 1 次服用。每日用量超过 10 毫克者，应分 2～3 次服用
格列齐特	达美康	餐前 30 分钟。刚开始可早晚各 80 毫克，连服 3 周。血糖控制满意后可减为每日 80 毫克，若不理想可增为每日 240 毫克
格列波脲	克糖利	餐前 30 分钟，也有人建议进餐时服用。刚开始每天早晨口服 12.5 毫克，当需要量至 50 毫克时应早、晚各服 25 毫克

名　　称	商品名	服用时间方法
格列喹酮	糖适平、糖肾平、克罗龙	餐前 30 分钟。每日剂量 30 毫克以内者,于早晨 1 次服用。更大剂量应分早、晚服用。最大单次剂量不应超过 60 毫克,每日 3 次用药效果最佳
格列吡嗪	美吡达、迪沙片、优哒灵	餐前 30 分钟。根据个体不同,把一天剂量分为 1～3 次服用
格列吡嗪控释片	瑞易宁	早餐前同服,每日 1 次。起始剂量 5 毫克,然后根据血糖控制情况调整,每次加 5 毫克,最大剂量可加到 20 毫克
格列苯脲	迪北、万苏平、圣平、亚莫利	餐前 30 分钟服用和餐前即刻服用降糖作用相同,建议在餐前即刻服用。每日 1 次可有效控制 24 小时血糖浓度。根据血糖控制情况相应调整剂量

3. 增强或降低磺脲类口服降糖药药效的药物

(1)作用增强:磺脲类与下列药物同时使用时,降血糖作用增强,如水杨酸类药物、吲哚美辛、氨基比林、保泰松、磺胺苯吡唑、丙磺舒、胍乙啶、利舍平、可乐定、普萘洛尔、土霉素、四环素、氯霉素、雄性类固醇激素等。

(2)作用减弱:与下列药物同时使用,其降血糖作用将减弱,如噻嗪类利尿药、烟酸药、糖皮质激素、肾上腺素、去甲肾上腺激素、甲状腺激素、雌激素、利福平、巴比妥、口服避孕药等。

4. 磺脲类口服降糖药的常见不良反应

(1)低血糖反应是磺脲类降糖药最为常见的严重副作

用。可表现出乏力、饥饿、焦虑、心悸、多汗、面色苍白、反应迟钝、恶心等症状。

（2）可出现食欲减退、恶心呕吐、腹痛腹泻等消化道反应，减少磺脲类药量或者停用后症状可缓解。

（3）白细胞、血小板或全血细胞减少，粒细胞、溶血性贫血等。

（4）有头痛、头晕、嗜睡、视力减退、耳鸣、共济失调、震颤等症状，一般发生在剂量过大时。

（5）皮肤瘙痒、红斑、麻疹样皮疹等皮损。如出现严重的剥脱性皮炎时，应立即停用。

（6）黄疸、谷丙转氨酶及碱性磷酸酶升高的肝功能损害，甚至可引起罕见的中毒性肝炎。

5. 磺脲类口服降糖药引发的低血糖反应特点及应对方法

特别提醒的是：应高度重视磺脲类降血糖药引起的低血糖反应，其往往不像胰岛素低血糖反应那样容易被人们认识，常会延误治疗，而且低血糖反应持久，难以纠正，故死亡率高。尤其是年老、体弱、营养不良、进食量减少、活动量增多、内分泌功能减低及肾功能障碍者的糖尿病患者，服此类药物后更容易发生低血糖反应。目前，由于医务人员及病人受到有关糖尿病防治的教育，因低血糖而死亡者显著减少。

对低血糖昏迷者应立即静脉注射50%葡萄糖注射液40毫升，严重者应皮下注射肾上腺素0.5～1毫克，或静脉注射氢化可的松100毫克，然后以200毫克氢化可的松溶于10%葡萄糖注射液500毫升静脉滴注维持。

应注意低血糖被纠正后,有可能再次或多次重复发生低血糖昏迷。患者苏醒后应每1～4小时给予甜食,观察数日,不少患者需持续静脉滴注葡萄糖注射液数日,才能避免陷入低血糖昏迷。

6. 磺脲类口服降糖药失效及应对措施

磺脲类降血糖药物有原发性失效和继发性失效两种。原发性失效系指在严格饮食控制情况下,服用最大量的磺脲类降糖药,治疗已1个月,仍未见效。此时可加服双胍类降糖药,若仍无效,则需改用胰岛素治疗。

继发性失效系指开始治疗1个月或更长时间有效,之后治疗效果减弱,最后失效。对继发性失效病人来说,一般对胰岛素反应良好,且有的患者改用或加用胰岛素治疗一段时间后,又对磺脲类药反应良好。糖尿病长期控制不好,本身就可以使胰岛素功能逐渐衰退,最后导致口服药物失效,需用胰岛素治疗。

7. 漏服磺脲类口服降糖药的应对措施

一些患者服用降糖药很随意,有的想什么时候服就什么时候服,有的觉得漏服一两次降糖药没关系,还有些患者漏服药物后,想当然地补服或加服。实际上,这种做法是非常错误的。尤其是磺脲类口服降糖药很可能导致低血糖的发生。

本应餐前服用的磺脲类药物,吃完饭后发现药漏吃,此时可以抓紧补服,也可临时改服快速起效的降糖药;但如果已到了快吃下顿饭的时候才想起来,这时肚子已空,如果补服或者和下顿饭前的药物一起服用,有可能由于药物作用太强而引起低血糖。所以漏服的药不可以在下次服药时通过大剂量来纠正。一旦发现服用剂量过高或服用了额外的剂量,应立即告知医生,并密切监测血糖,及时采取应对措施。

8. 磺脲类口服降糖药的剂量调整方法

第一次开始服用磺脲类降糖药时先选用一种药,从小剂量开始,4~7天为一间隔期进行调整增加,直至血糖正常。单独采用磺脲类降糖药无法控制血糖后应考虑联合用药。格列本脲和消渴丸属于同一种药,注意避免重复用药。

(二)非磺脲类胰岛素促泌剂

1. 非磺脲类促胰岛素分泌剂口服降糖药的服用方法

非磺脲类促胰岛素分泌剂又称为餐时血糖调节剂,服用的时候可以根据进餐时间灵活掌握(进餐,服药;不进餐,不服药),特别适合生活方式多变的患者(如进餐时间或次数不固定者)、老年人、肾功能轻、中度受损者等。食欲不佳者可在进食后马上服药,可根据食量确定剂量(表3)。

2. 非磺脲类促胰岛素分泌剂口服降糖药的剂量调整

非磺脲类促胰岛素分泌剂的作用机制与磺脲类药物类似,但起效迅速、达峰时间早,被称为速效胰岛素促分泌剂。以诺和龙为例,推荐起始剂量为0.5毫克,然后根据血糖监测情况每周或每 2 周作调整。最大的推荐单次剂量为 4 毫克,口服后 30 分钟即出现促胰岛素分泌反应,通常在进餐时服用。但最大日剂量不应超过 16 毫克。

表 3　非磺脲类促胰岛素分泌剂种类及用法

名　称	商品名	服用时间和方法
瑞格列奈	诺和龙	通常在餐前 15 分钟内服用。采用"进餐服药,不进餐不服药"的灵活餐时方式。每次主餐前推荐的初始剂量为 0.5 毫克,最大单剂量为每次主餐前 4 毫克,每日总的最大单剂量不应超过 16 毫克
	孚来迪	餐前 1 分钟或 30 分钟服用。一餐一剂,不进餐不服药。主餐前服用初始剂量 0.5 毫克,最大单剂量 4 毫克,每日总的最大剂量不超过 16 毫克
那格列奈	唐　力	餐前 1 分钟或 30 分钟服用。每日 3 餐前服用。常用剂量为 120 毫克

3. 非磺脲类促胰岛素分泌剂口服降糖药的宜忌人群

(1)适宜人群:①通过饮食和运动控制血糖不满意的 2 型糖尿病患者,可作为 2 型糖尿病患者的一线单一用药。②老年 2 型糖尿病患者和中度肝、肾功能损害的患者对非磺脲类促胰岛素分泌剂耐受性好,可以服用。③非磺脲类促胰岛素分泌剂的最常见联合用药方式是和二甲双胍联用,这样血糖调控作用明显而低血糖发生率低。④非磺脲类促胰岛素分泌剂可以和胰岛素联合应用,以减少胰岛素用量。

(2)禁忌人群:①1 型糖尿病患者。②采用磺脲类降糖药治疗不理想的 2 型糖尿病患者不可以采用非磺脲类促胰岛素分泌剂。③糖尿病妊娠和哺乳者。④严重肝肾功能不全者。⑤糖尿病酮症酸中毒者禁忌服用。⑥8岁以下儿童禁用。

4. 非磺脲类促胰岛素分泌剂口服降糖药常见不良反应

(1)低血糖反应:非磺脲类促胰岛素分泌剂同其他大多数口服促胰岛素分泌降血糖药物一样,也可致低血糖反应。尤其是与二甲双胍合用会增加发生低血糖的危险性。

为避免低血糖的发生,应严格遵守"进餐服药,不进餐不服药"的原则,不随意加大服用剂量,并注意血糖监测。

(2)视觉异常:血糖水平的改变可导致暂时性视觉异常,尤其是在治疗开始时。

(3)胃肠道反应:有临床试验报告,如腹痛、腹泻、恶心、呕吐和便秘等反应。

(4)肝酶增高:偶见治疗期间肝功酶指标升高。多数病例为轻度和暂时性,因酶指标升高而停止治疗的病人极少。

(5)过敏反应:如瘙痒、发红、荨麻疹等皮肤过敏反应。

(三)胰岛素增敏剂

1. 胰岛素增敏剂类口服降糖药的常用种类及服用方法

胰岛素增敏剂类口服降糖药有双胍类和噻唑烷二酮类两大类。双胍类药物用于糖尿病治疗始于20世纪50年代,代表品种为二甲双胍与苯乙双胍。最初临床用得较多的是苯乙双胍(降糖灵),但因其乳酸酸中毒发生率较高,欧美国家已停止使用,我国也已近淘汰。目前,二甲双胍临床应用较为普遍。噻唑烷二酮类药物于 20 世纪 80 年代研制成功,近些年来在临床上使用越来越广泛,它能明显降低胰岛素水平,改善胰岛素抵抗;控制糖化血红蛋白,延缓病变进展,同时预防大血管病变。目前临床上常用的噻唑烷二酮类药物主要有罗格列酮和吡格列酮两大类(表 4)。

表 4　胰岛素增敏剂种类及用法

种类	名　称	商品名	服用时间和方法
双胍类	苯乙双胍	降糖灵	餐中或餐后即服。开始剂量 25 毫克,每日 2～3 次,一般每日剂量要求在 50～100 毫克,每日最大剂量不超过 150 毫克。老年人不超过 75 毫克
	二甲双胍	美迪康 格华止 迪化糖锭 美福明	餐中或餐后即服。开始剂量 250 毫克,每日 2～3 次,维持量 250～750 毫克
	二甲双胍 肠溶片	欣舒施宁 圣妥	餐前 30 分钟服用。开始一次剂量 250 毫克,每日 2～3 次,以后根据血糖和尿糖情况调整剂量,每日常用剂量 500 毫克
噻唑烷 二酮类	罗格列酮	文迪雅	空腹、餐前、餐后服用均可。开始每日剂量 4 毫克,每日 1 次口服,如治疗需要,每日剂量可增至 8 毫克
	吡格列酮	艾汀	空腹、餐前、餐后服用均可。开始每次服用剂量 15 毫克,每日 2～3 次。每日推荐维持量 15～45 毫克

2. 胰岛素增敏剂类口服降糖药的宜忌人群

(1)适宜人群:①双胍类药物可作为肥胖型的 2 型糖尿

病患者的一线用药。②1型糖尿病可以试用双胍类药物和胰岛素联合应用,以减少胰岛素用量。③磺脲类药物控制血糖不佳者,可加服双胍类降糖药。④噻唑烷二酮类药物适用于2型糖尿病。⑤噻唑烷二酮类药物可与二甲双胍、磺脲类、胰岛素类药物联合应用以稳定控制血糖。

(2)禁忌人群:①噻唑烷二酮类药物不宜1型糖尿病患者使用。②妊娠和哺乳期妇女均不宜服用双胍类和噻唑烷二酮类药物。③肝肾功能损害者禁用双胍类药物,有活动性肝疾病及肝功能减低者禁用噻唑烷二酮类药物。④心衰及水肿患者应避免服用噻唑烷二酮类药物。

(四) 双 胍 类

二甲双胍经历了50多年的临床使用,目前被证明是安全的、具有良好降糖效果的药物。经典的英国糖尿病前瞻性研究和对多个随机分组、对照性研究的荟萃分析显示,二甲双胍能更有效地改善大血管病变发生的危险性,兼具心血管保护作用。

1. 体形消瘦的糖尿病患者慎用双胍类降糖药

二甲双胍不仅可改善胰岛素抵抗,同时还有调脂和降低体重的作用,所以作为肥胖2型糖尿病患者的首选药。但消瘦的糖尿病患者则不宜服用二甲双胍,因为二甲双胍会抑制食欲,降低体重,有可能越吃越瘦。过于消瘦的糖尿病患者容易导致营养不良、免疫力低下,这比肥胖还可怕。

肥胖的糖尿病患者,如果服用二甲双胍后,体重明显减轻,甚至变成消瘦了,这时候就应考虑调整降糖药物。

2. 服用二甲双胍前应进行肝、肾功能检查

作为糖尿病治疗的常用药物,二甲双胍不良反应发生率非常低。但患者也应在医生的指导下服用。尤其要注意肝、肾功能不全的糖尿病患者禁用二甲双胍。

因为二甲双胍口服后,从胃肠道吸收,半衰期为 1.5 小时,大部分从肾脏排出体外,当肝肾功能不全、心力衰竭、严重感染等情况时会导致乳酸急剧增多而乳酸酸中毒,所以需禁用。因此糖尿病患者在选用二甲双胍作为糖尿病治疗用药时,应首先进行肝、肾功能检查。肝、肾功能正常的患者,服药期间需定期检测肝肾功能,并注意多饮水。

3. 双胍类药物禁用情况

双胍类药物主要由肾脏排泄,故在肾功能减退时用本品可在体内大量积聚,引起高乳酸血症或乳酸性酸中毒。但双胍对正常肾脏并无损害,不要错误理解。为保证用药安全,下列情况应禁用:

(1)糖尿病并发酮症酸中毒、乳酸酸性酸中毒、高渗性昏迷。失血、失水、重症感染、创伤、高热、手术、妊娠、分娩均不宜服用。

(2)有肝肾功能损害者、慢性胃肠病、消瘦、黄疸者不宜选用。因肝功能、肾功能不全而引起乳酸代谢或排泄障碍者禁用。

(3)有心力衰竭、心肌梗死或缺氧者,不宜服用。

（4）服用双胍类后，有严重的恶心、呕吐、腹痛、腹泻等消化道症状而不能耐受者，不宜选用。

（5）有严重并发症的糖尿病患者，对双胍类药十分敏感，必须禁用。

4. 造影检查时暂停二甲双胍

使用碘化造影剂时，应暂时停用二甲双胍。这是因为某些造影剂会损害肾脏。如果患者肾脏一旦受到损害，药物则不能及时通过肾脏排出。在这种情况下，如果继续服用二甲双胍，药物在血液中就会越积越多，极有可能引起乳酸酸中毒。

常使用造影剂的情况有：对膀胱或胆囊的 X 线检查、血管造影术以及某些 CT 扫描和磁共振成像（MRI）等。

一般应在检查前 48 小时至检查后 48 小时内停用二甲双胍。在检查 48 小时后，应检查肾功能，如结果正常，就可恢复服用二甲双胍了。

（五）α-葡萄糖苷酶抑制类

1. α-葡萄糖苷酶抑制剂类口服降糖药的常用种类及服用方法

α-葡萄糖苷酶抑制剂具有延缓或减少肠道对糖类的消化吸收作用，还具有降低三酰甘油水平，防止动脉粥样硬化，增加胰岛素敏感性的作用（表 5）。

表5　α-葡萄糖苷酶抑制剂种类和用法

名　　称	商品名	服用时间和方法
阿卡波糖	拜唐苹	餐前吞服或与第一口食物一起嚼服。初始量每次50毫克，每日3次。普通剂量为100毫克，每日3次。最大剂量为200毫克，每日3次
伏格列波糖	倍　欣	服用时间同上。初始剂量每次0.2毫克，每日3次。小剂量开始，逐渐加量
米格列醇		服用时间同上。初起始量每次25毫克，每日3次。普通剂量为50毫克，每日3次。最大剂量为100毫克，每日3次

2. α-葡萄糖苷酶抑制剂的宜忌人群

（1）适宜人群：①通过饮食和运动治疗控制不佳的2型糖尿病患者。②单用二甲双胍、磺脲类药物或胰岛素控制不佳的2型糖尿病患者。③有低血糖反应的早期2型糖尿病患者。④1型糖尿病患者，可配合胰岛素治疗，以减少胰岛素用量。

（2）禁忌人群：①有严重胃肠功能紊乱、肠梗阻、严重疝气、慢性腹泻、慢性胰腺炎、恶性肿瘤、严重肾功能障碍者禁用。②18岁以下的患者。③妊娠、哺乳期妇女不宜使用。④有肝、肾功能损害者慎用或禁用。⑤对本品过敏者。⑥重症酮症酸中毒、严重感染、腹部外科手术者。

3. α-葡萄糖苷酶抑制剂口服降糖药剂量调整方法

（1）α-葡萄糖苷酶抑制剂的常见副作用是胃肠道副作用，可出现腹胀、肠鸣音亢进、排气过多、甚至腹泻。多数患者在服药 2 周后缓解,若不能缓解可适当服用胃动力药,约 3% 患者因不能耐受而停药。服用时应该从小剂量开始,逐渐加量以尽量减少胃肠道的不良反应。

(2)如果患者在服药 4～8 周后疗效不明显,可以增加剂量。如果患者坚持严格的饮食控制仍感不适,就不能再增加剂量,有时还需要适当减少剂量。

(3)α-葡萄糖苷酶抑制剂主要作用是降低餐后血糖,当单独服用时它本身不会引起低血糖。但同磺脲类药物、二甲双胍或胰岛素一起使用时,血糖会降低到低血糖的水平,所以应注意减少磺脲类药物、二甲双胍、胰岛素的剂量,避免出现低血糖。

4. 服用 α-葡萄糖苷酶抑制剂导致的低血糖处理方法

α-葡萄糖苷酶抑制剂可使蔗糖分解为果糖和葡萄糖的速度大大减慢,因此一旦发生急性的低血糖,不宜用普通的含糖饮料、糖果、巧克力等食物来纠正,只能用葡萄糖液治疗。对重症或无法口服者用 50% 葡萄糖液 50 毫升,静脉注射。

六、胰岛素的种类和注射方法

1. 胰岛素的常见分类方法

自人类发现胰岛素并用于糖尿病治疗,已让成千上万名的糖尿病患者得到了有效的控制。现在胰岛素已经被广泛应用于糖尿病的临床治疗。临床上应用的胰岛素的种类很多。按其作用持续时间的长短,可分为短效型胰岛素、中效型胰岛素、长效型胰岛素三类。

(1)短效型(或速效型)胰岛素:为可溶性,皮下注射30分钟后开始起作用,高峰浓度在2～4小时,持续作用5～8小时,随剂量增大其作用时间可延长。按其pH值又可分为酸性与中性两种。

①酸性可溶性胰岛素。包括最早应用的普通(或正规)胰岛素和后来研制的结晶锌胰岛素酸性溶液(简称CZI)。临床上常将此两种胰岛素统称为胰岛素(RI)。胰岛素是一种酸性蛋白,等电点(最低溶解度的pH值)为5.3,在pH值7.4的溶液中虽然会形成一些沉淀,但仍呈高度溶解状态。普通胰岛素及结晶锌胰岛素的pH值为2.5～3.5,当其与液体一起注射时,由于pH值的改变,会在输液瓶底部沉淀,使其作用很不均匀。

②中性可溶性胰岛素。为高度提纯制剂,不但在pH值7.4时极少沉淀,且在体温及常温下,均比前两者稳定。本品与液体一起注射不会产生沉淀。

(2)中效型胰岛素:低鱼精蛋白锌胰岛素,为中性的白色混悬液,只能用于皮下或肌内注射。注射后2～4小时起效,高峰浓度在6～12小时,以后作用渐减,可持续约24小时。本品中的鱼精蛋白锌是全部与胰岛素结合在一起,没有多余的部分。胰岛素与鱼精蛋白分离后,才能被吸收,这种分离是逐渐的,所以吸收的速度较慢,维持时间较长。本品可单独用,也可和短效型胰岛素混合在一起应用。混合时,短效型和中效型胰岛素按各自吸收的速度发挥作用。

(3)长效型(慢效型)胰岛素:鱼精蛋白锌胰岛素(简称

PZI),为白色中性混悬液,只供皮下和肌内注射。注射后4～6小时起作用,高峰浓度在14～20小时,作用持续24～36小时。本品含鱼精蛋白锌比中效型胰岛素为多,吸收速度更慢,维持时间也更长。本品所含的鱼精蛋白锌大部分和胰岛素相结合,其余为未结合的。当和短效型胰岛素混合使用时,游离部分的鱼精蛋白锌要和加入的短效型胰岛素结合,使其变成鱼精蛋白锌胰岛素。

2. 适宜用胰岛素治疗的患者

(1)1型糖尿病患者必须终身采用胰岛素进行治疗。

(2)Lada型糖尿病患者。Lada型糖尿病又称缓慢进行的1型糖尿病,其本质依然是1型糖尿病,必须用胰岛素治疗。

(3)经饮食控制和口服降糖药治疗不满意,或口服磺脲类降糖药失效及对口服降糖药有禁忌的而不能耐受的2型糖尿病患者中有20%～30%,最终需用胰岛素作为联合治疗或替代治疗。

(4)糖尿病的急性并发症、糖尿病酮症酸中毒或非酮症性高渗性昏迷、乳酸性酸中毒都必须用胰岛素进行治疗,病情好转后可改回原治疗方案。

(5)2型糖尿病在严重感染、创伤、外科手术、高热、心肌梗死、脑血管意外等应激状态时应用胰岛素治疗,应激状态过后可改回原来治疗方案。

(6)有严重慢性糖尿病并发症(糖尿病眼病、神经病变、糖尿病肾病、心脏病变、皮肤病变)及有肝炎、肝硬化、重度脂肪肝等患者均宜用胰岛素治疗。

(7)2型糖尿病合并肺结核、肿瘤等消耗性疾病宜用胰岛素治疗。

(8)胰源性糖尿病、垂体瘤、库欣综合征等继发性糖尿病宜用胰岛素治疗。

(9)迟发型自身免疫型糖尿病主张用胰岛素治疗。

(10)营养不良、消瘦明显的老年糖尿病患者宜用胰岛素治疗。

(11)有重度外阴瘙痒的2型糖尿病患者,宜暂用胰岛素治疗。

3. 胰岛素治疗初始剂量的确定

胰岛素治疗剂量的个体差异很大。有的患者完全依赖胰岛素治疗,但所需剂量极小;有的患者胰岛素所用剂量很大,但改用口服降糖药治疗也可获得满意控制。即使在同一患者,不同时期所需剂量也有很大差异。所以胰岛素的治疗剂量应遵循个体化的原则,尤其是初始剂量宜小,根据治疗反应逐渐调整(表6)。

表6 尿糖检验结果及胰岛素试用剂量简表

尿糖试纸颜色	蓝	绿	黄	橘红	砖红
尿糖结果	±	+	++	+++	++++
胰岛素试用量(单位)	0～4	4	8	12	16以上

可根据患者的血糖、尿糖、病情、体重,在保持固定的饮食量及运动量的情况下,来确定初始剂量。

(1)根据患者每餐前的尿糖定性,粗略估计胰岛素剂量。一般按尿糖每1个加号(+),给予胰岛素3~4单位估算本次胰岛素用量。如早餐前尿糖定性2个加号(++),则可早餐前皮下注射胰岛素8个单位。

(2)根据患者24小时尿糖总量确定全天胰岛素试用剂量。每2克尿糖给1单位胰岛素,如24小时尿糖定量48克,每日应给24单位胰岛素,分3次皮下注射。

(3)根据人体正常生理需求量确定胰岛素初始剂量。正常人每日胰岛素分泌量为24~48单位,24单位为基础量,每日可按24~30单位给予。胰岛素初始剂量确定后,可将全日量分配到三餐前15~30分钟皮下注射。用量分配原则为:早餐前>晚餐前>午餐前。

(4)根据患者体重、病情确定胰岛素初始剂量。近年来国内外开始采用此法(表7)。

表7 体重确定胰岛素剂量表

病　　情	剂量单位(千克/日)
1型糖尿病	
新诊断	0.5
蜜月期	0.4
应激状况下	0.6~1.0
原用胰岛素剂量0.7~0.9	0.7
原用胰岛素剂量<0.7	按原剂量,以后酌情调整
原用胰岛素剂量>0.9	酌减20%~25%,以后进一步调整

续表

病　情	剂量单位(千克/日)
2 型糖尿病	
病情中度	0.3～0.4
病情严重或应激状态中	>1.5

4. 胰岛素治疗中的剂量调整方法

(1)根据血糖调整胰岛素用量:根据三餐前及睡前的血糖测试结果能精确地调整好糖尿病患者的胰岛素用量(表 8)。

表 8　血糖测试结果对应调整胰岛素剂量表

血糖测试结果(毫摩/升)	餐前胰岛素增减量	相应处理方法
2.8 以下	减 2～3 单位	立即进餐
2.8～3.9	减 1～2 单位	
3.9～7.2	原剂量	
7.2～8.3	加 1 单位	
8.3～11.1	加 2 单位	
11.1～13.9	加 3 单位	
13.9～16.6	加 4～6 单位	
16.6～19.4	加 8～10 单位	
餐前活动量增加	减 1～2 单位	或者加餐不加胰岛素量
餐后活动量减少	加 1～2 单位	

(2)根据尿糖调整胰岛素用量:胰岛素初始剂量试用 2～3 天后,应根据患者病情、血糖、尿糖进一步调整。可根

据 4 次尿糖定性调整,适用于那些无条件每天监测血糖,但肾糖阈正常的患者。

①早餐前胰岛素剂量的调整必须依据前 3～5 天午餐前的尿糖定性。

②午餐前胰岛素剂量的调整必须依据前 3～5 天晚餐前的尿糖定性。

③晚餐前胰岛素剂量的调整必须依据前 3～5 天睡前及早餐前(包括当日早餐前)的尿糖定性。

④在无酮症的情况下,次尿糖每增加 1 个加号(＋),应增补胰岛素 2 单位;有酮症的情况下,次尿糖每增加 1 个加号(＋),应增补胰岛素 4 单位。

⑤胰岛素加量的时候应小剂量快加,不要一步到位,尿糖加号多时,调量可快;尿糖加号少时,尤其接近 1 个加号(＋)～可疑(±)时,调量要慢,以防止低血糖。举例:如午餐前尿糖 4 个加号,尿酮体阴性(一),从理论而言,次日早餐前胰岛素应增加 8 个单位,但实际上可加 2～4 单位,由 3～5 天调一次,改为 2～3 天调一次。

(3)根据运动量调整胰岛素用量:因个体差异不同,每个人对运动强度的反应也各不相同,因此运动后血糖下降的程度及相应的胰岛素调整也各不相同。有的糖尿病患者在下午进行了长时间的运动后,胰岛素的敏感性得到改善,就有可能在午夜或凌晨 2 时发生低血糖。而有的糖尿病患者在短时间内进行了非常高强度的运动就有可能导致高血糖。此种状况如果没有额外增加糖类的摄入量血糖仍有上升,就应适当增加胰岛素的用量。

5. 胰岛素的替代疗法

严格地说胰岛素是人体的一种正常的用来调节血糖的生理激素,当体内的胰岛素绝对地或相对地不足时,我们可以注射外源性的胰岛素加以补充,这在医学上称为替代疗法。在进行胰岛素替代治疗时应根据个体情况而选择不同方案:

(1)每日 2 次短效胰岛素加 1 次混合胰岛素注射:早、午餐前应有短效胰岛素,晚餐前应有短效加中效胰岛素或短效胰岛素加长效胰岛素混合注射。此方案可控制后半夜及早餐前的高血糖。

(2)每日 3 次短效胰岛素注射:适用于胰岛 B 细胞尚有一定分泌功能,分泌的基础胰岛素尚能控制夜间血糖的患者。方法是短效型胰岛素三餐前皮下注射。这种方案可以避免餐后高血糖对胰岛 B 细胞的损坏,使基础胰岛素分泌功能恢复正常,从而控制晨起空腹高血糖。

(3)每日 4 次胰岛素注射:适用于病情较长、胰岛 B 细胞功能损害明显的糖尿病患者。方法是短效型胰岛素三餐前皮下注射,睡前加用一定量的短效或中效胰岛素。

(4)短效加中效胰岛素混合注射:适用于胰岛 B 细胞尚有一定分泌功能的糖尿病患者。方法是将短效加中效胰岛素混合,于早、晚餐前注射。短效与中效胰岛素的混合比例以 1∶2 为适当。最多为 1∶1。注意短效胰岛素不可多于中效胰岛素。

(5)短效加长效胰岛素混合注射:适用于经短效胰岛素

治疗,血糖已经得以满意控制的糖尿病患者。为减少注射次数,可将短效加长效胰岛素混合注射。具体方法如下:

如果基础胰岛素分泌功能尚可者,可早餐前短效加长效胰岛素混合注射,晚餐前予短效胰岛素注射。如果基础胰岛素分泌较差者,可早晚餐前各予短效加长效胰岛素混合注射。如果病情控制较好,全日胰岛素用量在40单位以下,可逐渐将每日2次注射改为早餐前短效加长效胰岛素一次注射。

注意:短效与长效胰岛素的混合比例一般为(2～4):1。长效胰岛素的剂量一般不超过16单位。

6. 胰岛素的补充疗法

胰岛素补充治疗方案主要是针对2型糖尿病患者。因为1型糖尿病患者不能产生足量的胰岛素来维持生命,需要依赖外源胰岛素,终身注射胰岛素替代治疗。而很多的2型糖尿病患者即使不需要胰岛素,也能得以生存。但随着病情的进展,胰岛B细胞功能将逐渐消失,胰岛素的分泌也会渐渐减少。为了更好地控制血糖,特别是当患者处于应激状态、或合并患有其他疾病的时候,就应补充外源性胰岛素。临床上应用最多的胰岛素补充治疗方案是口服降糖药为基础的治疗,睡前注射中、长效胰岛素,使空腹血糖下降,白天口服降糖药的效果明显改善,从而有利全天的血糖控制。

其具体方法如下:①继续使用口服降糖药物。②晚上10时后联合使用中效或长效或超长效胰岛素类似物。③初始剂量为 0.2 单位/千克体重。④密切检测血糖,根据空腹血糖调整睡前胰岛素用量。⑤3 日后调整剂量,每次调整 2～4 单位。⑥空腹血糖控制在 4～7 毫摩/升。

7. 胰岛素的强化疗法

胰岛素强化治疗是指在饮食控制和运动疗法的基础上,通过每日 3 次或 4 次注射胰岛素,或使用胰岛素泵使血糖得到满意控制。

除了 1 型糖尿病患者应尽早进行强化治疗外,2 型糖尿病患者如果口服药降血糖不理想,也应尽早开始强化治疗。对新诊断的 2 型糖尿病患者短期应用胰岛素强化治疗,可使血糖接近正常水平,继而改变糖尿病的临床进程。这样,有利于长期的血糖控制,降低高血糖给人体带来的危害,减少糖尿病大血管和微血管并发症的发生率。

一般情况下,胰岛素强化治疗是在三餐前注射短效胰岛素控制餐后血糖,睡前注射中、长效胰岛素控制夜间血糖和清晨空腹血糖。

8. 降低胰岛素疗效的药物

促肾上腺皮质激素、糖皮质激素、生长抑素、生长激素、甲状腺素、胰升糖素、女性口服避孕药、雌激素、儿茶酚胺类、肾上腺素、去甲肾上腺素、多巴胺、多巴酚丁胺、沙丁醇胺、利尿药、噻嗪类利尿药、呋塞米、依他尼酸、苯妥英钠、氯丙嗪、吩噻嗪类、奋乃静、氟奋乃静、硫利达嗪、三氟拉嗪、三环抗抑郁剂、硝苯地平、烟酸、尼古丁、细胞毒剂、门冬酰胺酶、环磷酰胺、碳酸锂、异烟肼、麻醉药、乙醚、甲氧氟烷、氟派利多、二氮嗪。

9. 增强胰岛素疗效的药物

以下药物可增强胰岛素的疗效：β 受体阻滞剂、普萘洛尔、吲哚洛尔、噻吗洛尔、甲巯咪唑、单胺氧化酶抑制剂、苯乙肼、反苯环丙胺、帕吉林、丙卡巴肼、美巴那肼、可乐定、胍乙啶、血管紧张素转化酶抑制剂、卡托普利、依那普利、阿司匹林、氯贝丁酯、丙吡胺、丙磺舒、芬氟拉明、奎宁、奎尼丁、同化类固醇、苯丙酸诺龙、癸酸诺龙、乙醇。

10. 影响胰岛素治疗效果的外界因素

(1)胰岛素的剂量和浓度：各种胰岛素的作用最强时间及其有效作用时间，与所用胰岛素的剂量纯度有关。同等剂量的胰岛素，在同一部位及同一点上注射，浓度越大，其吸收越快。

(2)注射部位和途径：不同注射部位及途径可使胰岛素吸收速度不同。

(3)精神因素：当精神受到刺激、紧张或情绪激动时，血糖升高，胰岛素用量需增加。

(4)运动：运动量增加使糖的利用及胰岛素吸收增加，而胰岛素用量下降。

(5)食量：应以所用胰岛素的剂型、剂量、注射次数和时间来确定食量、进餐时间及餐次。

(6)药物：有的药物与胰岛素拮抗，有的呈协同或强化作用而影响胰岛素的作用和剂量。

11. 影响胰岛素治疗效果的体内因素

(1)糖尿病类型与病情轻重:1 型糖尿病患者自身分泌胰岛素能力极差,对外源性胰岛素较敏感;2 型糖尿病患者病情控制后,可以减少外源性胰岛素用量;肥胖型糖尿病患者对胰岛素常不敏感,而对胰岛素需要量增加。

(2)高血糖和葡萄糖毒性:急性高血糖促进胰岛素分泌和葡萄糖代谢;慢性高血糖抑制胰岛素分泌和葡萄糖自身利用。

(3)胰岛素抗体:动物胰岛素产生抗体,所需量逐渐加大;采用人胰岛素,用量可逐渐减少。

(4)拮抗胰岛素激素分泌增多:各种原因引起胰升血糖素、生长激素、雌激素等激素水平增高,均可使血糖升高,胰岛素用量增加。

(5)应激状态:合并急性并发症、严重感染和外伤等应激状态时,加重高血糖及胰岛素抵抗。

(6)胰岛素受体数目及敏感性:胰岛素受体的数目和胰岛素敏感性变化亦可影响胰岛素用量。

(7)生理因素:生长发育期儿童胰岛素需要量增加。妊娠早期、中期、晚期及分娩后,胰岛素所需量不同而须增减。

(8)其他疾病:如肝、肾功能不全患者,需及时减少胰岛素用量。

(9)苏木杰反应:即低-高反应,对胰岛素应用有影响。

12. 胰岛素注射部位的正确选择

胰岛素可以在上臂、股部前面和两侧、臀部、腹部的皮下组织注射。常规不主张肌内注射。轮换注射部位对防止脂肪细胞肥大和脂肪萎缩是重要的。

建议在一个部位轮流注射而不是每次换一个区域,如在腹部系统地轮换注射。这样可以减少每日胰岛素吸收的差异。注射部位的轮换可按照以下原则。

(1)选左右对称的部位注射,并左右对称轮换注射。待轮完,换另外左右对称的部位。

(2)如先选左右上臂,并左右对称轮换注射。待轮完后,换左右腹部。这样可避免因不同部位胰岛素吸收不同而造成的血糖波动。

(3)同一注射部位内注射区的轮换要有规律,以免混淆。

(4)不同部位胰岛素吸收由快及慢依次为:腹部、上臂、大腿、臀部。

(5)如果偶尔吃饭时间提前,则选腹部注射胰岛素;如果推迟,则选臀部注射。

13. 胰岛素皮下注射注意事项

为达到最好的治疗效果,在进行胰岛素皮下注射时应注意以下事项。

(1)认真做好注射前的准备。

(2)为了避免注射引起疼痛,提高注射技术,做到垂直快速进针,胰岛素缓慢注入,快速起针,以防皮下出血。

(3)选择腹部为注射点时,一般成人的腹部可供旋转式或排列式皮下注射,如 2 点相距 2 厘米可有 180 个注射点,每日按 3 次计算,能注射 2 个月,以后可往复循环。

(4)餐前的短效胰岛素注射,最好将胰岛素注射在腹部区域;中效胰岛素最好注射在大腿部。

(5)预防皮下注射部位感染。

14. 减轻注射部位疼痛的处理方法

(1)正在使用的胰岛素以室温保存,并在室温下注射。

(2)注射前确保注射器中没有气泡。

(3)不主张用酒精清洁针头,而造成进针时的疼痛,应等注射部位消毒酒精完全蒸发后,再注射。

(4)注射时要保持注射部位的肌肉放松,不要紧张。

(5)在进针或拔针时,针头角度不要改变。

(6)针头变钝或弯曲后,不要重复使用。

(7)如果注射部位特别疼痛,患者可以按压 5~8 秒钟,但不要揉搓。

(8)如果注射部位青肿、疼痛、发红或出现团块,注射操作者应该接受注射技术培训。

15. 胰岛素的正确抽取要点

(1)抽取单剂型胰岛素时,可先用酒精消毒胰岛素注射剂瓶盖,再用消毒过的注射器向瓶内注入少量空气,使瓶内有一定压力,然后将药瓶倒置抽取。注意针尖勿超出液面,且应拧紧针头勿漏气,否则会出现气泡而影响剂量的准确性。

(2)如果在家中使用的玻璃注射器及针头是酒精中浸泡过的,抽药前必须抽推多次,直到注射器及针头内酒精完全挥发为止;否则酒精会使胰岛素变性,并引起注射部位的疼痛。

(3)抽取混合剂型胰岛素时,有时医师要求患者注射两种不同类型的胰岛素,若有可能,可用预混型胰岛素,但有时也要求患者自己将不同类型胰岛素混合。

(4)若需用长效胰岛素时,可与速效胰岛素混合后同注,应先抽取速效胰岛素,然后再抽取长效胰岛素,抽取时注意勿将速效胰岛素倒流入长效胰岛素瓶内;否则,使速效胰岛素失去快速的作用,而变为长效胰岛素。

(5)抽取混合胰岛素液,即速效+长效或速效+中效,须注意两者之间的配比比例。中效和速效的比例为2∶1为适宜,最多为1∶1,速效不能多于中效。长效和速效的比例可按1∶2,1∶3,1∶4。长效胰岛素不能多于速效胰岛素。

胰岛素的准确抽取方法步骤:①将长效胰岛素瓶轻摇,使贴在瓶壁上的沉淀物逐渐脱落,形成均匀的混悬液。然后将瓶子平放,注入适量空气(比所抽取的胰岛素量稍多一些)。注意:针头不能接触药液。②拔出针头。③将短效胰岛素瓶口向下,插入针头,注入空气并抽出需要量的短效胰岛素后拔出针头。④然后将长效胰岛素瓶倒置,插入此针头,在事先注入空气的压力下,长效胰岛素会自动流入注射器内,控制至所需量后拔针。注意:此时不要抽吸,要让长效胰岛素自流。否则,会有空气从针头与针管连接处进入,而无法准确抽取所需的长效胰岛素的量。⑤短效胰岛素与中效胰岛素混合液必须在用前配制,而短效与长效胰岛素的混合液则可以在任何时间配制。

16. 胰岛素注射笔的使用方法

胰岛素注射笔具有注射剂量准确、操作简单、携带方便的特点。但在使用过程中,必须掌握正确的方法,以避免带来不必要的伤害。

(1)正确储存:在没开封的情况下,最好的储藏方式是放在2℃~8℃冰箱冷藏(在这种情况下瓶装胰岛素和笔芯胰岛素都可以保存两年半)。每次使用后及时放回盒内,平放在凉爽的地方,最好是存放在2℃~8℃冷藏室,忌冰冻和日晒。胰岛素开启后最多保存30天。

装有胰岛素的胰岛素注射笔不建议放入冰箱,这样有可能影响注射笔性能。

(2)笔芯安装:了解胰岛素注射笔的结构及工作原理。胰岛素注射笔的工作原理是靠活塞推动笔芯,更换笔芯时,用手将活塞沿逆时针方向旋回原位,不能用力将活塞推回原位,否则易损坏螺纹,导致不能推注胰岛素。

(3)注射前检查:注射前检查胰岛素的性状和笔的性能。将旋扭旋至1~2单位排气,观察有无液体排出,如果重复多次无液体排出,应拿回医院请教医生、护士。

(4)注射方法:调节笔上的旋钮至所需的单位刻度上,若视力不好可采用听的办法,每调节1单位就响1次,用数数的办法调至所需的单位数,以持笔的手法持胰岛素笔垂直进针,注射后需停留 6 秒拔针,拔针后勿按摩注射部位。

(6)注射针头的保护:原则上每天更换 1 个针头,每次注射后及时用保护帽套好针头防污染。

17. 胰岛素的存储方法

(1)胰岛素可储存在 2℃～8℃的环境下,最好放置在冰箱内。如无条件时,可设法放置在阴暗、较凉的地方。中效及长效胰岛素在 5℃的情况下,可放置 3 年不变质,而短效胰岛素在 5℃情况下放置 3 个月后效价稍减,放置 3 年可减效 20%。

(2)胰岛素不宜冰冻,冰冻后即会变性,失去生物活性。

(3)不宜暴露在阳光下或放在温度较高的地方,否则会引起胰岛素活力的丧失。在 30℃～50℃时,各种胰岛素均会部分失效,颜色及结构上亦会有改变。短效胰岛素于 18 个月减效 5%,中效及长效胰岛素减效 10%～15%。在 55℃～60℃时各种胰岛素均迅速失效。

一般讲,中效及长效胰岛素比短效胰岛素稳定,但放置后胰岛素可逐渐沉淀在瓶底。长效胰岛素的沉淀物经轻轻摇动后很容易脱落分散,而中效胰岛素的沉淀物在瓶底粘得较紧,摇动后可成块脱落,不易溶解。

(4)各种胰岛素出厂后规定有效期为 1～2 年,但如保存得当,过期不久的胰岛素还可以使用。但效价可能减低,注意所用剂量要比原剂量适当增加。

(5)已启用的胰岛素也应尽可能在温度 2℃～8℃储存。但在注射前,最好先放在室温内让胰岛素复温,这样可避免在注射时有一种不舒服的感觉。也可以放在室温条件下，但在这种条件下储存时间不要超过 30 天。

（6）旅行、出差时，如在乘飞机或火车等长途旅行中，应随身携带，而不要放在旅行袋等行李中，更不能放在托运的行李中。当你住在旅店等有条件提供冰箱场所时，以储存在冰箱内为宜。

18. 胰岛素引发的变态反应和水肿特点

（1）变态反应：各种动物胰岛素制剂因含有一定量的杂质，因此有抗原性和致敏性，并与胰岛素制剂的种属有关。牛胰岛素的抗原性最强，其次为猪胰岛素，人胰岛素最弱。人体多次接受胰岛素注射约 1 个月后，血液中可出现胰岛素抗体。过敏反应通常表现为局部反应，先是注射部位瘙痒，继而出现荨麻疹样皮疹，全身性荨麻疹少见，可伴恶心、呕吐、腹泻等胃肠道症状。换用高纯度的人胰岛素后，则很少发生。

（2）胰岛素导致的水肿特点：糖尿病病情未控制前患者常有失水、失钠、细胞外液减少、细胞内葡萄糖亦减少体征，控制后 4～6 小时可发生水钠滞留而水肿，称为胰岛素性水肿。这可能由于胰岛素促进肾小管回吸收钠有关。一般经过一段时间后可自行消失，不必处理。

19. 胰岛素注射部位皮肤萎缩及增生的处置方法

胰岛素引起的皮下脂肪萎缩和增生的原因还没有完全弄清楚，可能和胰岛素制剂中所含的少量杂质引起的过敏反应有关。如果您使用的是动物胰岛素（目前多为猪胰岛素),由于杂质含量相对较高,易发生脂肪萎缩,您可换用人胰岛素(如临床上常用的诺和灵或者优泌林)。人胰岛素纯度高,杂质少,发生脂肪萎缩的机会大大减少。

此外,轮换注射部位也是非常重要的一种措施。可以将注射部位分成几个大的区域,轮流使用,1周轮换一次。也可根据自己的实际情况选择不同的部位交替注射,如一天注射2次的患者,可以分为左右两侧,早晨在左侧,下午在右侧。在同一区域内注射时,应注意与上次注射进针处相距3厘米以上,切忌在组织隆起或瘢痕部位注射。

20. 胰岛素引发的低血糖反应特点及对策

低血糖反应是胰岛素治疗过程中最常见的不良反应,与其他原因引起的低血糖反应相比有以下特点。

(1)低血糖反应特点

①低血糖反应不典型,一部分患者无心慌、多汗、饥饿感,常迅速发展为低血糖昏迷。

②每次发作时的精神异常症状基本相同。

③容易形成反复发作的低血糖昏迷。

④胰岛素所致的低血糖不仅可产生心电图改变,并且可以出现各种心律失常。

⑤发生低血糖的时间大多是胰岛素作用最强的时刻,如在餐前、夜间或活动量增加后。

(2)预防措施

①饮食保持固定的餐次、进餐时间、进餐量。

②当感觉异常即进行血糖监测。

③运动必须有规律性,注意运动强度,并随身携带饼干、糖果以备低血糖时服用。

④采用胰岛素专用注射器,确保剂量准确。

⑤正确选择胰岛素注射部位,两周内不在同一部位重复注射,并避免进针过深。

⑥不随意用其他药物,如病情需要在专业医生的指导下服用。

七、胰岛素泵的选择和使用方法

1. 胰岛素泵使用原理及优点

胰岛素泵通过一条与人体相连的软管向体内持续输注胰岛素的装置。它模拟人体健康胰腺分泌胰岛素的生理模式。俗称"人工胰腺"。泵内装有一个放短效胰岛素的储药器,外有一个显示屏及一些按钮,用于设置泵的程序,灵敏的驱动马达缓慢地推动胰岛素从储药器经输注导管进入皮下。

胰岛素泵优点:①有利血糖平稳控制。②可使并发症危险性降低 56%～76%。推迟并发症的发生,延长患者寿命。③精确控制胰岛素注射剂量,减少低血糖的发生率。④避免了患者多次皮下注射胰岛素的皮肉痛苦。胰岛素泵通过一根软管连接到皮下持续注射,不用每次餐前都要注射一次胰岛素。

2. 胰岛素泵的适宜患者

胰岛素泵适用于大多数糖尿病患者,特别适合以下情况：①1型糖尿病患者。②血糖控制不佳的2型糖尿病患者。③正在采用胰岛素治疗的2型糖尿病患者。④经常出现低血糖者。⑤有黎明现象者。⑥妊娠糖尿病患者。⑦胃轻瘫患者。⑧生活不规律的糖尿病患者。⑨胰腺切除的患者。⑩有糖尿病的择期手术患者。

3. 胰岛素泵采用的胰岛素种类

胰岛素泵选用的是短效胰岛素，可控制性强。因为胰岛素泵的工作原理是模拟人体的生理方式：一方面通过基础量输注来满足人体未进餐状态下的生理分泌；另一方面通过在进餐前输注餐前量来平稳因进食而引起的血糖升高。

胰岛素泵设定好程序后，可在24小时内连续不断地注射微量的短效或超短效胰岛素。比如：进餐前、吃零食或水果时则可增加胰岛素的释放，模拟进餐时人体的胰岛素分泌。如同一个正常的胰腺，使血糖尽可能地控制在正常范围内。

4. 胰岛素泵耗材的更换安装方法

各种品牌型号的胰岛素泵耗材的安装步骤略有不同，但在进行更换都要注意如下几点。

（1）安装前的血糖检测：血糖检测是为了在您更换部位及更换耗材后确定您是否应该适当地追加胰岛素的数量。

（2）安装时储液器的排气及耗材管道的打通：因为胰岛素泵需使用储液器提前存储胰岛素，因此在安装前一定要做好储液器的排气工作，以避免气体的存留；同时因为泵需要管道、针头与身体相连接,因此在换用新管道时均需通过储液器或胰岛素泵所提供的特殊功能打通管道,以避免因气体残留于管道内造成胰岛素不能正常注入皮下,产生不可避免的高血糖。

(3)安装后再查血糖:在安装新的耗材后,通常应该再检测一下血糖的情况,以确认胰岛素的注入是否正常。

(4)科学掌握耗材时间:各种胰岛素泵说明书中虽均指出耗材的可使用时限为 7～10 天,但是通常的情况是 6～7 天即为一个极限天数,否则易产生皮下硬结,而同时胰岛素也会因皮下硬结而吸收不好,造成血糖未明原因的升高,因此,建议更换耗材间隔最多为 7 天,同时在更换耗材的当天应更加注意血糖的波动情况,避免因为其他外因造成血糖的升高(注:以上的安装注意事项仅限于个人自行安装耗材时参考)。

5. 胰岛素泵的注射剂量调节方法

(1)采用胰岛素泵治疗必须事先经过一段时间常规胰岛素注射,摸索出适当的胰岛素治疗剂量后方可采用。

(2)将每日所需的胰岛素剂量分为两部分。一是基础胰岛素输注量,一般占 40%～50%,应在 24 小时内均匀输注,用以消除空腹高血糖。也可以将基础胰岛素按每小时 1 单位的速度输注。二是餐后追加胰岛素输注量(模拟餐后胰岛素释放输注量),占 50%～60%,分配到三餐前 15～30 分钟和睡前输注。各次输注量分别占全日量的百分比:早餐前 16%～18%,午餐前 10%～12%,晚餐前 13%～15%,睡前 4%～6%。如果上下午各加餐,可于加餐前 15～30 分钟各输注 3%。

(3)在血糖满意控制之前,每日记录 4 次尿糖定性和 4 次血糖(三餐前及睡前),每 1～2 天调整基础和餐前胰岛素用量。

6. 胰岛素泵治疗中的缺陷及对策

(1)感染:多发于未严格掌握消毒技术,或多日未消毒,未更换注射部位。感染菌种多为金黄色葡萄球菌、链球菌等,输注部位出现脓肿或伴蜂窝织炎。应用抗生素治疗,脓肿形成应切开引流。

(2)皮下硬节:长期泵治疗,尤其是应用含杂质的胰岛素,注射部位易发生脂肪萎缩或硬结。此时可影响胰岛素注入速度及吸收情况,使血糖不易控制。经常更换注射部位,或换用较纯制剂可避免。

(3)低血糖:治疗中如存在任何加强胰岛素作用的因素,而未及时调整胰岛素剂量,均可发生低血糖,一般多见于凌晨 3 时,尤其是在熟睡中未能引起注意。理想的血糖控制:空腹(最好以凌晨 3 时为标准,早上七时已升高)与餐前在 4.4～6.6 毫摩/升,餐后<10.0 毫摩/升。如空腹<4.4 毫摩/升,必须减少基础胰岛素注入量。

(4)泵故障:多为泵失灵,引起胰岛素注射过多或过少,造成高血糖或低血糖;或电池耗尽、注射管或针头脱落、堵塞等。如今泵故障经加报警装置后已罕见。患者应掌握泵的使用、检查、排除故障的方法。

八、临床常见糖尿病联合用药方法

1. 糖尿病联合用药的机制及优点

现在的糖尿病治疗思路认为,一旦确诊糖尿病,就应早期联合用药,严格控制空腹和餐后血糖的升高。这样能达到改善糖代谢及胰岛 B 细胞功能,延缓 B 细胞衰退,减轻胰岛素抵抗状态,同时延迟、减少糖尿病并发症的发生。

而糖尿病的传统药物治疗方法,是对新发现的糖尿病患者首先用促胰岛素分泌剂(多为磺脲类药如格列本脲等),开始是单药治疗,而且还要从小剂量开始,然后再增加剂量,直至达到单一药物的最大剂量。若仍难以控制血糖的升高,就要增加另一种药物;随着时间的延长,多种口服降糖药也无法平稳控制血糖时,才开始使用胰岛素。但临床实践证明,这种治疗方法并不能阻断糖尿病并发症的发展,胰岛的功能仍在逐年衰退。

2. 降糖药物联合应用的种类及数量

联合使用降糖药物要选作用机制不同的药,服用作用方式不同的药既可以发挥出降糖药的优点,还能减轻降糖药的不足之处和副作用,从而提高疗效及安全性。一般是联合应用 2 种药物,必要时可 3 种联用。

3. 磺脲类药物与二甲双胍的联用

磺脲类降糖药与二甲双胍的联合应用,是一种比较早、也比较广泛的应用方案。磺脲类能促进胰岛素分泌,而双胍类可以改善胰岛素抵抗,这是一种针对病因的合理搭配,联用后患者空腹血糖、餐后血糖以及糖化血红蛋白均明显下降,可以避免因单用磺脲类药物所致的体重增加,有助于改善脂代谢紊乱。

一般的原则是:肥胖者首选双胍类药物,当单用双胍类药物效果不佳时,联用磺脲类药物;非肥胖者首选磺脲类药物,当单用磺脲类药物效果不佳时,联用双胍类药物。但要注意的是,这两种药物的联合应用,对心血管并发症的发生率及病死率都有待于进一步研究。

4. 磺脲类药物与α-糖苷酶抑制剂的联用

当患者单用磺脲类药物不能有效控制血糖,尤其是餐后血糖时,可以加用α-糖苷酶抑制剂。后者可使餐后血糖明显下降,同时可以减少磺脲类药物的用量,减轻胰岛 B 细胞的负担,从而保护胰岛 B 细胞的功能。

目前尚未发现 α-糖苷酶抑制剂对磺脲类药物的药动学产生影响。但要注意:二者作用相加,有可能增加低血糖的发生率。

5. 磺脲类药物与胰岛素的联用

磺脲类药物可刺激内源性胰岛素的分泌,外源性胰岛素可弥补患者自身胰岛素分泌的不足,有助胰岛 B 细胞功能的恢复,增加对磺脲类药物的反应。二者联用,可以使胰岛素用量减少约 30%,同时改善血糖控制。该联合治疗方案是糖尿病患者从单一磺脲类药物治疗到胰岛素治疗的一个过渡阶段。

磺脲类药物继发性失效，胰岛 B 细胞尚存部分分泌功能的 2 型糖尿病患者；体型消瘦的 2 型糖尿病患者可以采用该方案。

(1)推荐方案：白天口服磺脲类药，睡前注射 1 次中效胰岛素，起始剂量为 0.15 单位/千克体重，根据需要，每 3～5天上调 2 单位，直至空腹血糖达到满意控制水平。该方案可控制夜间及空腹基础血糖水平，且使白天磺脲类药物的降糖作用得到加强。

(2)注意事项：睡前注射中效胰岛素后，需要加餐，以防夜间出现低血糖；如果每日中效胰岛素用量＞24 单位仍疗效不佳，应及时改用胰岛素强化治疗；联合治疗 3 周后如疗效不佳，可加用双胍类药，如仍无效，应改用胰岛素强化治疗。此方案的缺点是易使患者体重增加，故应严格控制饮食，增加活动量，避免体重增加。1 型糖尿病、妊娠妇女、重度肥胖者不宜用本方案。

6. 双胍类与 α-糖苷酶抑制剂的联用

二甲双胍抑制肝葡萄糖生成，主要降低空腹血糖；α-糖苷酶抑制剂主要降低餐后血糖，两种药联合，降糖作用相加，此方案比较适合肥胖的糖尿病患者，除了减轻体重以外，还可以改善胰岛素抵抗。但应注意，两种药联用可能会增加胃肠道不良反应。根据国外的一项大规模临床研究表明，经饮食与二甲双胍治疗血糖控制不佳的患者同时联用阿卡波糖治疗一年后，空腹血糖下降 1.5 毫摩/升(27 毫克/

分升),糖化血红蛋白(HbA1c)下降0.8%。

7. 胰岛素和二甲双胍的联用

双胍类药物具有减弱或者消除胰岛素抵抗的作用,胰岛素与其联合应用后在降低血糖,尤其空腹血糖方面可以产生叠加协同作用,还可以避免应用胰岛素引起的高胰岛素血症和体重增加。胰岛素的使用剂量也减少。

(1)适用人群:肥胖的2型糖尿病应用磺脲类药物继发性失效者;有明显胰岛素抵抗的2型糖尿病患者;胰岛素用量较大,但血糖波动剧烈,病情不稳定的1型糖尿病患者。

(2)推荐方案:二甲双胍的初用剂量为每日0.5~1.0克,分餐中或餐后服。然后根据血糖逐渐调整剂量,一般2~3周后可达降糖效果,此时必须注意及时调整胰岛素用量。

睡前中效胰岛素(NPH)加二甲双胍也可以使空腹血糖、餐后血糖及糖化血红蛋白显著下降,低血糖发生率低,还有利于脂代谢。

8. 双胍类与噻唑烷二酮类药的联用

两药均可改善胰岛素抵抗,但作用部位和机制存在差别。二甲双胍改善肝胰岛素抵抗,抑制内源性葡萄糖生成;噻唑烷二酮类药物改善骨骼肌胰岛素抵抗,促进葡萄糖摄取和利用。两种药合用,彼此作用互补,使其对胰岛素的敏感性和降糖作用叠加,二甲双胍还可抵消噻唑烷二酮类药物所致的体重增加和低密度脂蛋白胆固醇(LDL-C)升高的副作用。研究证实,单独应用二甲双胍或噻唑烷二酮类均可降低空腹和餐后血糖达 20%～25%,将两种药联用 3 个月后,空腹血糖可再下降 2.28 毫摩/升(41 毫克/分升),糖化血红蛋白下降 1.2%。

9. 磺脲类与噻唑烷二酮类的联用

两类药联用不仅可明显改善磺脲类药物失效患者的血糖控制,还可明显改善胰岛素抵抗,降低患者血浆胰岛素水平。对有高胰岛素血症的患者,使用后胰岛素水平下降尤为明显。但在联合使用时,要注意可能会出现低血糖,应减少磺脲类药物的剂量。磺脲类和噻唑烷二酮类联用的疗效与磺脲类和二甲双胍联用相似,会使患者体重明显增加。

10. 非磺脲类胰岛素促泌剂与双胍类药物的联用

非磺脲类胰岛素促泌剂对于控制餐后血糖有显著作用,而双胍类药物则对空腹血糖水平作用更大。研究表明:二者联用可使血糖控制良好而对体重无影响,低血糖事件的发生率比磺脲类与双胍类药物联用要少。

11. 噻唑烷二酮类药物与 α-糖苷酶抑制剂联用

噻唑烷二酮类药物可以改善胰岛素抵抗及糖代谢,α-糖苷酶抑制剂可抑制餐后血糖的升高,二者均不刺激胰岛 B 细胞,对胰岛功能均有保护作用,这两种药物联用适合于以餐后血糖轻度升高为主的早期糖尿病患者。

12. 两种口服降糖药联用未能达到治疗目标的应对措施

(1)加用另一种作用机制不同的降糖药物。

(2)维持原治疗方案,加睡前中效胰岛素(NPH)0.1~0.2单位/千克体重。

(3)改用多次胰岛素注射治疗。

九、糖尿病相关并发症的治疗

糖尿病急性并发症的预防措施:①正确认识糖尿病。重视糖尿病科普知识教育,全面掌握糖尿病相关知识,做到早发现、早诊断、早治疗。②控制好血糖。血糖控制是糖尿病治疗的关键,无论是高血糖还是低血糖都可能引发糖尿病急性并发症。③重视平日血糖和尿糖的监测,家属应主动关心患者的病情变化,帮助患者做好家庭监测。④糖尿病患者应认识到糖尿病是一终身疾病,需要长期的治疗,学会自己管理自己,以良好的心理状态去面对,树立战胜疾病的信心。⑤制订符合自身条件的个性化体育锻炼,有助平稳血糖、减轻体重、增强体质。

(一)低血糖

1. 低血糖的临床治疗

轻度低血糖患者,可口服果汁或糖水等治疗;有服用阿卡波糖史者,只能用葡萄糖液治疗。对重症或无法口服者用 50％葡萄糖液 50 毫升,静脉注射。正在采取大剂量应用胰岛素或口服降糖药治疗的患者,存在再发低血糖危险,需要持续维持静脉滴注葡萄糖液。该类低血糖症的患者持续治疗至少 48 小时。

2. 低血糖患者的护理要点

(1)监测血糖、尿糖,尽可能避免低血糖反复。

(2)详细了解患者每餐进食情况,避免血糖波动。

(3)配伍胰岛素混合液时,注意操作规程,长、短效胰岛素剂量比例要恰当、抽药要准确。注射时避免药液注射到皮下小静脉中。

(4)注意观察患者的早期低血糖反应征兆,以便及时处理。

(5)格列本脲引起的低血糖持续时间较长,护理过程中要注意观察。

3. 糖尿病性低血糖的预防措施

糖尿病性低血糖症是可以避免发生的,关键在于如何采取防范措施,以有利于糖尿病病情的稳定。

(1)合理使用胰岛素和口服降糖药,根据病情变化及时调整药物剂量,尤其是并发肾病、肝病、心脏病、肾功能不全者。

(2)善于觉察不自觉低血糖反应,患者于发作前如能少量加餐,常可有效地预防。

(3)体力活动增加时应及时加餐或酌情减少胰岛素

用量。

(4)随时携带病历卡片(注明患者的姓名、地址、病名、用药),以备发生低血糖时供急救参考。

(5)患者外出时,随身携带一些食品(如糖果、饼干等),以备急用。

(6)有些患者病情不稳定,常发生夜间低血糖。因此,要特别注意在晚上睡前加一次餐。

(7)教育患者及其家属,使他们了解并掌握低血糖的一些基本知识,做到定期复查血糖、尿糖。一旦出现低血糖的先兆,及时进食和饮糖水。

4. 夏季重视预防糖尿病性低血糖临床意义

一年四季中,糖尿病患者夏季的血糖水平最低。如果这个时候好好配合治疗,对其他时候的病情稳定,有特别大的意义。但也要防止低血糖的发生。

在夏季,人体内对抗寒冷的肾上腺激素分泌减少,胰岛素的作用就能更充分地发挥。而且夏天热,人们食欲减退、睡眠不多、造成体内热量耗散,新陈代谢也旺盛,相对消耗的血糖就增多了。因此,患者要注意血糖水平的变化,及时找医生调整用药方案,以免导致低血糖等情况发生。糖尿病患者发生低血糖多是夜间或者睡觉的时候。如果感到头晕、出汗多、全身发抖,甚至手脚抽搐或昏迷,首先考虑是否发生了低血糖反应。

另外,在夏季尤其要注意使用胰岛素的规范,特别是长效和短效胰岛素的剂量和维持时间要掌握好。如果晚餐吃的比定量还少,而且晚饭后活动比较多,睡前要适量吃点东西。

5. 老年糖尿病患者预防糖尿病性低血糖的措施

老年糖尿病患者由于代谢率低,口服降糖药后易发生低血糖。尤其是一些长效磺脲类降糖药如格列本脲,更易发生晚间低血糖。此外,老年人神经反应等较迟缓,对低血糖反应不敏感,易发生"未察觉的低血糖"。即当血糖下降到一般人有交感神经反应,如心悸、冷汗、头晕等症状时,仍无感觉。一直到血糖降到出现大脑皮质反应时,才直接出现精神神经症状,如昏迷等。这种情况就十分危险了,可以直接致残或致死。因此,预防老年糖尿病性低血糖的发生是很重要的。预防方法除了上述所涉及的以外,还必须掌握以下预防措施。

(1)老年患者控制糖类要适当,不要过分限制。

(2)对老年患者的治疗,应首先采取饮食控制或口服降糖药,尽量不用胰岛素。

(3)当老年患者发生急性胃肠炎时,应减少降糖药剂量,及时查血糖、尿糖。

(4)有的老年患者需用β受体阻滞药时,不要用副作用较多的普萘洛尔,以免增加低血糖发生的危险。

(5)晚上加服降糖药时须特别慎重,因低血糖多在夜间或凌晨空腹时发生。

(6)对肝、肾功能不全者,应注意降糖药可能在体内积蓄的作用,以预防低血糖的发生。

(7)对于血糖控制标准,65岁以上的老年人可较中青年人放宽 2 毫摩/升左右。餐后 2 小时小于 11 毫摩/升,空腹血糖小于 8 毫摩/升仍属于较满意;餐后 2 小时小于 13 毫摩/升,空腹血糖小于 10 毫摩/升属于尚可接受的水平。

(二)酮症酸中毒

1. 糖尿病酮症酸中毒的临床治疗

糖尿病酮症酸中毒的治疗关键是纠正内分泌代谢紊乱,去除诱因,阻止各种并发症的发生,减少或尽量避免治疗过程中发生意外,降低死亡率等。

(1)补液:必须快速补充足量液体,恢复有效循环血量。原则上先快后慢。当血糖＞16.7 毫摩/升时,采用生理盐水,以每小时 500～1 000 毫升速度静脉滴注;当血糖为 13.9 毫摩/升时,可改为 5% 葡萄糖液静脉滴注,速度减慢。治疗过程中必须严防血糖下降太快、太低,以免发生脑水肿。对老年患者及心、肾功能障碍者,补液不可太快,宜密切观察。

(2)胰岛素:胰岛素是治疗酮症酸中毒的关键药物。目前认为小剂量胰岛素静脉连续滴注或间断性肌内注射的治疗方法具有简便、安全、有效等特点,但必须视病情而定。

(3)补充钾及碱性药物:在补液中应注意缺钾情况。酮症酸中毒时血钾总是低的,故一开始即可同时补钾。一般在 500 毫升的液体中加入 10% 氯化钾 10～15 毫升(钾 1～1.5 克)静脉滴注,然后视血钾浓度和尿量而定,注意"见尿补钾"。当血钾正常时,应改用口服氯化钾 5～7 天,每次 1 克,每日 3 次。当血钾＞5 毫摩/升时,应停止补钾,补钾时应严密监察血钾和心电图。

一般不必补碱。当血 pH 值为 7.0 或伴有高血钾时,应给予碱性药物,以碳酸氢钠溶液为宜。补碱量不宜过多,速度不宜过快。不可将胰岛素置入碱性溶液内,以免药效被破坏。

(4)抗生素:感染常是本症的主要诱因,而酸中毒又常并发感染,即使找不到感染灶,只要患者体温升高、白细胞增多,即应予以抗生素治疗。

(5)其他:对症处理及消除诱因。

2. 糖尿病酮症酸中毒胰岛素治疗方法

胰岛素治疗糖尿病酮症酸中毒是治疗酮症酸中毒所有措施中的关键环节。胰岛素治疗剂量以小剂量为宜,不建议大剂量使用胰岛素。因为大剂量胰岛素易并发低血糖症、脑水肿,低钾血症,低血磷、低血镁而增加酮症酸中毒的死亡率。

小剂量胰岛素治疗不但能达到治疗的目的,而且在治疗中可以防止低血糖、低血钾、脑水肿等并发症的发生,从而降低了死亡率。采用小剂量胰岛素治疗糖尿病酮症酸中毒,以静脉滴注为宜。病情不严重、无血循环障碍者或静脉给药有困难者可采用肌内注射。用药一律选用速效胰岛素如普通胰岛素(RI)。

(1)静脉方案(静脉推注、静脉滴注)

①病情严重、血糖＞33.3 毫摩/升者,可采用首次冲击量静脉推注。胰岛素:成年人 8～12 单位;儿童 0.25 单

位/千克体重,然后静脉持续滴入。一般患者不用冲击量,可将胰岛素加入生理盐水中持续静脉滴注,成年人4～8单位/小时;儿童0.1单位/(千克·小时)。

②经2～4小时补液后,如血糖下降不足原数值的30%,或不降或有升高趋势,则将胰岛素用量加倍。如血糖下降仍不满意,可适当再加量。

③当血糖降至13.9毫摩/升左右时,改用5%葡萄糖液,每500毫升加胰岛素4～12单位,滴速及维持时间按需要调整(胰岛素与葡萄糖的比例为1.2:6),保持血糖在11.1毫摩/升左右,尿糖(＋)～(＋＋),以避免血糖过低和脑水肿。在患者可以进食、酮体基本消失后,改用胰岛素皮下注射,每次4～10单位,每4～6小时1次,或每日3次;或普通胰岛素(RI)和鱼精蛋白锌胰岛素(PZI)混合,每日1～3次皮下注射,以防复发。

(2)肌注方案(上臂优于臀部)

①首次胰岛素剂量,成年人20单位;儿童0.25单位/千克体重。以后成年人每小时5～10单位,儿童0.1单位/(千克·小时)。2～4小时后如血糖下降不满意,则改用静脉方案。

②胰岛素治疗中出现血糖下降时,根据下降程度,采取相应的措施。最简便的方法有:减慢速度或速度不变,加液体稀释。此外,治疗中可能引起钾潴留,补钾时注意此点,以免血钾升高。

3. 糖尿病酮症酸中毒治疗后应对措施

糖尿病酮症酸中毒治疗后患者还可能出现的症状及应

对措施如下。

(1)糖尿病酮症酸中毒患者经治疗后可出现持续酮尿，一般在 24 小时内尿酮可消除。但在数日内仍常间歇有少量至中等量的尿酮体出现，夜间比白天更多见。在睡觉前加用小量胰岛素，并加用高蛋白、低糖饮食数日后，酮尿即可消失。

(2)有的患者经治疗后，全身酸中毒虽然减轻，但发生轻度呼吸性碱中毒，出现持续过度呼吸症状，一般不需处理，可自行好转。

(3)偶有患者在治疗后 1 个月左右，每日需要 300 单位以上的胰岛素方能控制病情，表现为对胰岛素抵抗(该类患者可能先有胰岛素抵抗，尔后发生酸中毒)。

(4)偶有患者治疗后出现肝大、肝区压痛，甚至门脉压增高而发生腹水，可能与肝糖原储积量大、肝细胞撑胀有关。这种情况是自限性的，几周后即可恢复正常。

(5)由于晶状体的改变，出现远视或近视，使视力在 1~2 周内视物不清。

(6)偶有患者在治疗后 1 周左右踝部水肿，这可能是由于失水、失钠后，在恢复过程中过多地补充而致水、钠潴留的结果。

(7)糖尿病酮症酸中毒治疗后周围神经炎和自主神经炎可出现或加重。

4. 糖尿病酮症酸中毒预防措施

(1)积极预防感染，尤其是急性感染。

（2）合理控制饮食，不要进过量的脂肪食物，或主食量过低，以预防饥饿性酮症。

（3）对胰岛素的用量要根据具体情况（饮食、活动量等）及时加、减，以保证体内有足够的胰岛素。尤其胰岛素依赖型患者不要随意减量或中断胰岛素治疗。

（4）要及时处理各种应激情况，如发生骨折、外伤时，应到医院求治，不要拖延。

（5）妊娠妇女患糖尿病者，在妊娠期间，尤其分娩时，要高度警惕酮症酸中毒的发生，经常与医生联系，随时消灭隐患。

（6）一旦尿中出现了酮体应及时治疗。

（三）高渗性昏迷

1. 糖尿病高渗性昏迷的临床治疗

糖尿病高渗性昏迷又称高渗性非酮症性糖尿病昏迷，或称为高血糖脱水综合征，是糖尿病的急性严重并发症之一，其发病率为糖尿病酮症酸中毒的 $1/10 \sim 1/6$。

临床以严重脱水、极度高血糖、血浆渗透压升高、无明显的酮症、伴有神经损害为主要特点。多见于老年糖尿病患者和以往无糖尿病史或仅有轻度糖尿病而不需胰岛素治疗者，但亦可发生在有糖尿病酮症酸中毒史和胰岛素依赖型糖尿病患者之中。

糖尿病高渗性昏迷的治疗原则与糖尿病酮症酸中毒的治疗原则相似，但补液量比酮症酸中毒为多，胰岛素用量则比酮症酸中毒略少。

本症治疗重点在于大量补液。治疗目的在于积极纠正高渗脱水状态,恢复血容量,合理使用胰岛素,使血糖降至最佳水平。迅速补液、扩容、纠正高渗状态是抢救的关键。首先应补等渗液,即生理盐水(0.9%氯化钠)500～1 000毫升,对抢救低血容量性休克是有利的。在不能肯定血浆是否是高渗状态时,不要轻易输入低渗溶液,否则易引起溶血和水分进入细胞内而致脑水肿。

若血压正常,血糖>33.3毫摩/升,血钠≥155毫摩/升时,可首先用低渗液(0.45%氯化钠)。补液量可按患者体重的10%～15%估算。补液速度开始4小时补总量的1/3;8～12小时补总量的1/2加尿量;其余在以后24小时内补足。当血糖降至13.9～16.7毫摩/升时,改用5%葡萄糖液体(补葡萄糖仍按2克糖加入1单位的普通胰岛素),每天糖的入量不少于200克。

对充分补液后血压仍持续低于正常者,宜输血浆或全血200～400毫升。

有的患者经积极补液4～6小时后仍少尿或无尿,应怀疑有否肾功能障碍,可试用呋塞米40～80毫克。在补液过程中要密切观察患者(尤其老年人或心功能不全者)的心肺功能和尿量,必要时进行中心静脉压监护。

对血钾<4.0毫摩/升或血钾4.0～5.0毫摩/升而有尿、尿量>50毫升/小时的患者,则应在开始补液的同时补钾;对无尿或高血钾(>6.0毫摩/升)者暂缓补钾。补钾量为每小时15～20毫摩/升(相当于氯化钾1.0～1.5克);一般24小时总量不超过200毫摩/升(相当于氯化钾15克)。病情允许者应尽量口服氯化钾,比较安全。补钾过程中密切观察尿量,并用心电图监测血钾的波动情况。

治疗时不要忽视消除诱因及治疗伴发病。并要设专人护理,详细记录病情。

2. 糖尿病高渗性昏迷胰岛素治疗方法

治疗糖尿病高渗性昏迷应用胰岛素的方法与糖尿病酮症酸中毒的原则相仿,但胰岛素的用量一般比酮症酸中毒的要少。

血糖>33.3毫摩/升的病情严重者,胰岛素首次以冲击量静脉推注。一般病例则采用小剂量胰岛素加入生理盐水中静脉滴注。

当血糖下降到13.9毫摩/升左右时,改为5%糖盐水或5%葡萄糖液,胰岛素改为按每2～6克糖给胰岛素1单位。治疗期间需检测血糖、尿糖以调整用药剂量。一般每4～6小时测血糖1次,每2小时测尿糖1次,使血糖保持在11.1毫摩/升左右、尿糖(＋)。直到患者能进食为止。

在决定停止使用胰岛素静滴前1小时,皮下注射普通胰岛素8单位,以防止血糖回升。患者清醒后的恢复期治疗,可根据血糖、尿糖和饮食情况,继续给予胰岛素皮下注射5～7日,然后逐步恢复到发病前的治疗。

3. 糖尿病高渗性昏迷预防措施

(1)加强对老年糖尿病患者的保健措施,严格控制糖尿病的发展,在早期注意观察有无症状性的糖尿病高渗性昏迷迹象,以免误诊、漏诊。

（2）防治各种感染、应激等情况,尤其要警惕严重脱水的发生。

（3）如果老年人需要葡萄糖治疗时,须事先询问有无糖尿病,以避免高血糖的发生。

（4）使用利尿药、升压药、糖皮质激素等应得当,以免引起体内高渗状态。

（5）采用各种脱水疗法时,应避免血压降低而诱发本病。

（四）乳酸性酸中毒

1. 糖尿病乳酸性酸中毒的临床治疗

糖尿病乳酸性酸中毒的预后较差,尤其老年患者伴有心、肝、肾功能不全,严重休克、缺氧及败血症等感染;乳酸血浓度超过 25 毫摩/升的酸中毒严重者;或伴有白血病、恶性肿瘤者,预后均不良,病死率常在 50% 以上,后果严重。

糖尿病乳酸性酸中毒的治疗原则与酮症酸中毒的治疗原则基本相同。

（1）病因治疗:为本病之关键,停用双胍类降糖药,消除其他诱因,纠正休克,改善心、肾功能。

（2）补液和补充碱剂:需大量补充生理盐水（0.9%氯化钠）和碳酸氢钠（1.3%溶液）,以纠正酸中毒,力争使血 pH 值先恢复到 7.1 以上,争取在 2~8 小时内使血 pH 值恢复正常,并继续予以维持。临床应根据血 pH 值测定结果,不断调节碳酸氢钠的输入速度。

(3)纠正循环衰竭:除了补充足够的液体外,必要时给予血浆和全血。纠正酸中毒时,不宜采用高渗碳酸氢钠溶液,以免碱化太快,抑制氧从血红蛋白分离,导致缺氧而加重酸中毒。在血管活性药物中,肾上腺素和去甲肾上腺素可使乳酸产生增多应禁用,而异丙肾上腺素则无此不良作用。

(4)胰岛素治疗:宜采用小剂量胰岛素静脉滴注,以利于降低血糖及纠正酸中毒。

(5)补钾:为避免因补碱和胰岛素治疗后导致的血钾下降,应酌情补钾。

(6)亚甲蓝治疗:乳酸性酸中毒严重者,可酌情给予静脉注射亚甲蓝 5 毫克/千克体重,以促进乳酸脱氢氧化为丙酮酸。

在治疗过程中,要密切监测血 pH 值、乳酸、CO_2 结合力、血糖、血钾等,同时监测血压、脉搏、尿量等,必要时测中心静脉压。糖尿病乳酸性酸中毒治疗关键在于:补液扩容、纠正酸中毒、抢救休克及针对病因治疗。

2. 糖尿病乳酸性酸中毒的胰岛素治疗

胰岛素有对抗肝脏及周围组织糖原分解、减少无氧糖酵解作用,从而减少乳酸生成的作用。当患者血糖>13.9 毫摩/升时,可用小剂量胰岛素治疗,每 2~4 小时静脉滴注或肌内注射 5~10 单位,使血糖下降及抑制酮体的产生。因此,即使患者血糖不高,只要有乳酸性酸中毒存在,则主张用胰岛素治疗,可有助于酸中毒的纠正。

为了避免低血糖的发生,当血糖降至13.9毫摩/升左右时,应改用5%葡萄糖液或5%糖盐液体。葡萄糖与胰岛素可按3:1或2:1配比,视当时血糖水平而定。

例如:5%葡萄糖500毫升溶液含糖25克,若按3:1,应配胰岛素8单位,若按2:1,应配胰岛素12单位。

3. 糖尿病乳酸性酸中毒的预防细节

糖尿病患者长期糖代谢异常,易存在乳酸增多的倾向,故强调预防乳酸性酸中毒的发生是十分重要的。预防要注意如下细节。

(1)糖尿病患者应严格控制病情,长期维持体内各种代谢平衡,是预防急、慢性并发症,尤其是乳酸性酸中毒的关键措施。

(2)凡有肝、肾功能不全者,最好不用双胍类药物(苯乙双胍、二甲双胍)。

(3)遇有休克、缺氧或肝、肾功能不全者发生酸中毒时,应警惕本病的可能性。

(4)预防乳酸性酸中毒时尽量不用果糖、山梨醇,采用葡萄糖,以免诱发本病。

(5)尽可能避免用乙醇、甲醇、木糖醇、水杨酸盐、异烟肼等药物,慎用普萘洛尔,因可诱发本症。

（五）并发感染

1. 糖尿病并发感染的临床治疗

糖尿病容易并发感染，感染可以诱发或加重糖尿病，二者相互影响、互为因果。糖尿病所并发的感染大多由于化脓性细菌、真菌、结核杆菌、病毒等引起。感染可涉及全身大多数系统。

呼吸系统疾病：如肺炎、肺结核、慢性支气管炎继发感染、肺脓肿等。

泌尿系统疾病：如尿路感染、肾盂肾炎、前列腺炎、阴道炎（前列腺炎、阴道感染往往容易被忽视）等。

皮肤感染疾病：如化脓性皮肤感染、压疮、疖、痈、坏疽、蜂窝织炎等。

肝胆系统疾病：如胆囊炎、胆道感染、急慢性肝炎等。

消化系统疾病：如胃肠炎、胰腺炎等。

耳鼻喉系统疾病：如化脓性中耳炎、咽炎、鼻窦炎等。

口腔科疾病：如牙周炎等。

外科疾病：如阑尾炎、手术后感染等。

其他疾病：如败血症、菌血症等。

糖尿病并发感染应及时发现和处理，即使微小的感染病灶也切不可掉以轻心，延误治疗，而应予以足够的重视。在做细菌培养确定病原菌的同时，必须给予有效足量的抗菌药物或抗真菌药物，必要时可采用几种药物联合治疗，待确定病原菌和细菌药物敏感度后，再根据治疗反应酌情予以调整。

抗菌药物的选用和疗程,应视具体病情而定。只有早期有效地控制感染,才有利于稳定糖尿病病情。

当糖尿病并发感染时,血浆糖皮质类固醇增加,部分患者血浆胰高血糖素增加,内生胰岛素减少,因此,胰岛素的需要量比平时增多。当感染引起发热而致代谢亢进时,胰岛素的需要量增加更多。化脓性感染极易促使糖尿病病情加重,比病毒、结核菌感染对胰岛素的需求量更大。凡发生急性感染时,必须立即采用足量的胰岛素治疗,以稳定糖尿病的病情。

2. 糖尿病感染肺炎的治疗原则

糖尿病患者最常见的感染是肺炎。最常见致病菌过去是肺炎双球菌,近年来葡萄球菌和克雷白菌族已较为常见,很多患者由革兰阴性菌引起。糖尿病并发肺炎,从病变部位来看,大叶性肺炎多见于青年人,间质性肺炎和支气管肺炎多见于老年人、儿童及体弱者。

(1)卧床休息,呼吸困难时吸氧,密切观察生命指征。

(2)严格控制糖尿病。发作期间最好注射胰岛素,病情稳定后再改用口服降糖药。

(3)给予有效足量的抗生素治疗。首选青霉素,或确定病原菌细菌药物敏感度后,选用相对应的抗菌药物。

(4)中毒性肺炎或休克型肺炎按危重病情抢救。

(六)脑血管病

1. 糖尿病性脑血管病的临床治疗

(1)使用胰岛素纠正应激性高血糖,使血糖水平控制在

8.3～11.1毫摩/升为宜,以避免低血糖引起脑血管病的再发。因此,本病在急性期和恢复期必须做血糖检查,注意观察血糖的变化。

(2)为了避免脑组织继续损害,防止持久性神经组织损伤及积极恢复脑的功能,在使用抗凝药物时,根据本病的血流动力学有血黏度增高、血小板黏附、聚集及凝血等,抗凝药物的选用应十分谨慎,并注意经抗凝治疗脑梗死后有出血的危险性。

(3)为了预防各种并发症的发生,必要的治疗手段要及时,尤其在使用脱水药、输高渗液或应用肾上腺皮质激素时,应防止高渗性昏迷。

(4)糖尿病性脑血管病比其他脑血管疾病更应注意控制感染。

(5)在本病恢复初期,必须尽早采用中西医综合疗法进行康复治疗。训练中要强调逐渐、适中,要注意避免直立性低血压的发生。

2. 急性糖尿病性脑出血的临床治疗

糖尿病性脑出血导致死亡的主要原因是脑疝,故治疗的关键在于避免再出血,控制脑水肿,防止脑疝。治疗中应注意以下几点。

(1)绝对卧床休息:杜绝探视,避免搬动,避免不良刺激,保持情绪稳定,防止再出血。

(2)头部戴冰帽:以使头部降温,有利于止血,并减低脑代谢,保护脑细胞,还可减轻脑水肿,防止脑疝的发生。

(3)加强护理:吸氧,注意口腔护理,密切观察病情变化。

(4)降低颅内压,控制脑水肿:首选 20%甘露醇 250 毫升在 30 分钟内快速静脉输入。30 分钟后颅压开始下降,3 小时颅压达最低水平,可维持 6 小时。根据病情和颅压增高情况,决定再次用药时间。脱水治疗时,应防止高渗性昏迷。

(5)控制血压:血压过高,易发生再次出血,故需降压治疗。可肌内注射利舍平 1.0 毫克。血压不宜降得过低,否则脑供血不足,影响脑代谢,易引起病情反复;血压不宜降得过快,否则易发生急性循环衰竭。随时监测血压,更应注意血糖的变化。

(6)止血疗法:早期止血药可选用 6-氨基己酸 6~18 克或抗血纤溶芳酸 400~600 毫克加入 5%葡萄糖液 500 毫升(一般按 2 克糖给 1 单位普通胰岛素),静脉滴注,每日 2 次,10~14 日为 1 个疗程。还可用其他止血药物如安络血、仙鹤草素、酚磺乙胺、氨甲环酸及三七粉等。

(7)维持水、电解质、酸碱平衡:特别是患者不能进食或呕吐,再加上脱水治疗,极易造成水、电解质及酸碱平衡失调,应及时予以纠正。

在病后头 1~2 天需静脉输液,每天 2 000~2 500 毫升,可用生理盐水,亦可用葡萄糖液(2 克糖给 1 单位普通胰岛素),同时补钾,以防低血钾。第 3 天开始可给予鼻饲饮食,不宜鼻饲过高蛋白饮食,以防产生酮血症。

(8)防感染:早期应用大量有效抗生素,防止肺部感染,还要保持大便通畅。

3. 急性糖尿病性脑梗死的临床治疗

(1)一般治疗:安静休息,减少精神刺激。急性期避免过多搬动和非急需的检查。

(2)控制脑压:脑压一般指脑脊液的压力。正常脑压为0.78~1.76千帕(80~180毫米水柱)。脑梗死患者通常脑压不高。若梗死范围较广,脑脊液压力超过1.96千帕(200毫米水柱)时,可适当选用脱水、利尿药,如20％甘露醇50~60毫升口服或呋塞米20~40毫克肌内注射。

(3)血管扩张:不完全脑梗死、短暂性脑缺血发作、急性发病1~2周后,脑水肿已消失者、严重脑动脉粥样硬化、慢性脑缺血者等情况可以进行脑血管扩张治疗。

常用的脑血管扩张药有:罂粟碱60~90毫克,加入5％葡萄糖液500毫升,静脉滴注;川芎嗪80~160毫克,加入6％低分子右旋糖酐500毫升,静脉滴注;复方丹参注射液4~10毫升,加入5％葡萄糖液500毫升(或生理盐水500毫升),静脉滴注;烟酸200毫克,加入5％葡萄糖液500毫升,静脉滴注。上述药物,根据病情选择1种。每日1次,7~10日为1个疗程。注意含糖液体应配普通胰岛素,比例为2:1。

(4)溶栓疗法:常用的溶栓剂有链激酶、尿激酶、蝮蛇抗栓酶等。

链激酶:首次50万单位,溶于100毫升生理盐水内,于30分钟静脉滴完。维持量60万单位溶于250~500毫升5％葡萄糖液,6小时滴完(含糖液体配胰岛素为2:1),每日4次,连用5日。

4

尿激酶：3 万～8 万单位，加入 5% 葡萄糖液 500 毫升，静滴（含糖液体配胰岛素为 2：1），每日 2 次，连用 5～7 日。

（5）防止血小板聚集：阿司匹林 50 毫克，每日 1 次口服，或双嘧达莫 25 毫克，每日 3 次，口服。

（6）脑细胞活化剂：主要有细胞色素 C、辅酶 A、谷氨酸等，有助于预防或减轻后遗症。

4. 糖尿病性脑血管病患者康复训练

糖尿病性脑血管病患者无论是在感觉、知觉、记忆、想象、思维等方面都存在不同程度的障碍，有的患者甚至没有记忆，丧失了正常人的生活能力。由此，如何加强自我用脑锻炼是非常重要的。

首先需改变思维方法和内容。人的脑细胞功能各异，有的接受感觉刺激，有的管理运动，有的控制语言，不同的活动由相应的脑细胞调节。如果每日的工作和学习的内容不同，可以使脑细胞的兴奋与抑制交替，减轻疲劳，提高工作效率。因此，建议患者适当地学习、阅读，去感知目前所进行的事情，或回忆既往感知的事物，甚至可以想象过去未感知过的事物，不断地更换学习内容和方法，使一部分脑细胞兴奋起来后，转入抑制状态，而另一部分被抑制的细胞兴奋起来，用这样的方法去用脑，锻炼思维能力，既不易疲劳，又可提高学习效果，从而达到自我用脑锻炼的目的。

糖尿病性脑血管病患者几乎都有程度不等的记忆障碍。若要增强患者的记忆，必须加强培养患者的注意力。给患者提出明确的学习任务，鼓励患者勇于克服学习上的困难,把注意力集中在某一件事、某一学习内容上,经常不断地刺激管理"注意"的神经细胞,使之不断产生兴奋,这样可以提高患者的注意力,增强记忆功能。

一旦患者掌握了上述训脑方法,并初见成效,就会激发起他们的兴趣,充满信心地坚持用脑锻炼。强烈的兴趣能激发他们阅读与自己疾病有关的书籍,不断地用脑思维、强化记忆。这种"改变思维内容,加强注意力,激发兴趣"等用脑锻炼方法,对脑组织功能的恢复及预防脑血管病性痴呆,是非常有益的。

5. 糖尿病性脑血管病患者语言康复训练

语言障碍是糖尿病性脑血管病的后遗症之一,失去了语言表达能力,给患者心理和精神上带来痛苦,容易产生不良情绪。语言功能的恢复除了随脑血管病的恢复而改善外,主要依靠语言训练,其效果取决于语言障碍的程度与失语的类型。运动性失语症容易恢复,而感觉性和命名性失语则较难恢复。

训练必须从发音开始,练习简单对话,唱自己熟悉的歌曲,逐步增加词汇量和语言范围。训练患者说出日常生活用语、物品及熟悉的器官等,如吃饭、睡觉、洗脸、桌、椅、眼睛、耳朵、鼻子等。患者能够发音后,自己要经常练习,并主动与别人说话以锻炼说话能力,不要怕别人笑话。

连接性训练是让患者听前半句话,再说出后半句话。复述性训练是让患者重复别人说过的单词、词汇或句子,由短到长,由简单到复杂。训练患者读出卡片上的文字,从简单到复杂,锻炼读、写能力。

对语言不流利的患者,构音机构的训练是一种有效的方法。让患者发"啊"声,并用嘴吹灭蜡烛或吹纸片来锻炼嘴唇肌肉。失语症患者唇音最容易恢复。

临床上还常采用听语指图或指字训练,令患者执行口令,指出有关口令的图片或文字,并令其发音和解释,以提高患者的语言能力。

语言功能的训练是一个艰难而复杂的锻炼过程,因此,患者要有耐心和毅力,反复训练,持之以恒,语言能力便可得到康复。

6. 糖尿病性脑血管病患者压疮的护理

糖尿病性脑血管病患者有可能长期卧床,极容易发生压疮,为了预防压疮发生,务必做到"勤、彻、干、平、揉、早",也就是说要勤翻身,翻得彻底,并检查皮肤、衣服、被单与床面是否平整和干燥。受压皮肤发红时,用手掌揉擦,以改善局部血液循环。总之,对压疮要做到三"早",即早预防、早发现、早治疗。一旦发生压疮应积极采取以下护理措施。

(1)在皮肤表浅组织肿胀时,可在其周围用50%酒精按摩,每日多次,并避免该处再次受压。或用40瓦灯泡在适当的距离对着疮面烘烤,每次烘烤30分钟,每日1次。注意不要烫伤。

(2)水疱形成时,局部涂以油膏,如鱼肝油油膏或抗生素油膏等。局部保持清洁,用消毒纱布覆盖包扎,并经常观察水疱情况,严防大小便污染及再次受压。

（3）皮肤破溃并有渗出时，除每日局部用灯泡烘烤外，还要根据疮面的具体情况，合理换药，以免疮面扩大和污染。并用大小合适的气圈或海绵圈，使破溃处置于悬空位置。

（4）穿透性压疮的护理有一定的困难，应清洗伤口，清除坏死组织及不利于疮面愈合的因素，用足量抗生素等综合治疗。

7. 糖尿病性脑血管病昏迷患者的眼睛护理

糖尿病性脑血管病昏迷患者的眼睛经常处于闭不拢的状态，常有瞬眼反射消失，失去瞬眼对眼球所起的生理保护作用，易使异物落入而损伤角膜；或改变体位时因枕头或被子碰伤角膜，而致角膜炎、角膜溃疡和结膜炎；或因眼睛闭合不完全而引起角膜干燥。因此，昏迷者的眼睛护理十分重要。

对眼睑闭合不全者，每日可用1‰硼酸水或生理盐水洗眼1次，然后用0.25%或0.5%金霉素眼药水滴眼，并涂上金霉素眼膏或硼酸软膏，再用油纱布或戴眼罩保护角膜，以此来预防眼疾的发生和发展。

8. 糖尿病性脑血管病的预防措施

糖尿病性脑血管病的发生原因复杂，不但危险因素多，而且诱发因素也不少。因此，必须采取积极的预防措施。

（1）应长期治疗和控制糖尿病及其并发症，如高血压、心脏病、高脂血症、脑动脉硬化症等危险因素。

（2）积极消除情绪波动、过度疲劳、用力过猛、用脑不当等诱发因素。长期坚持,必见成效。

(3)重视和加强对脑卒中各种先兆迹象(如头晕、头痛、肢体麻木、性格反常等)的发现和预防,及早发现、及早治疗。

(4)控制并减少短暂性脑缺血发作,是预防糖尿病性脑血管病最关键的环节。一旦小中风发作,须立即予以系统治疗,就有可能避免脑血管病的发生。

(5)对糖尿病患者进行定期随访,根据脑血管病的血流动力学变化,如血液黏度增高、血小板黏附、聚集及凝血等,可采用活血化瘀中药及低分子右旋糖酐、阿司匹林等治疗,这对本病的防治可能比非糖尿病性脑血管病具有更大意义。

(七)视网膜病变

1. 糖尿病性视网膜病变的临床治疗

(1)控制糖尿病:对早期糖尿病性视网膜病变有促进逆转的作用。长期控制血糖,对预防和延缓糖尿病性视网膜病变的发生发展有重要意义。

(2)药物治疗:糖尿病性视网膜病变的药物保守治疗可以采用:10%低分子右旋糖酐葡萄糖注射液 250~500 毫升,静脉滴注,每日 1 次,10 次为 1 个疗程(糖与普通胰岛素之比为 2∶1);生理盐水 250 毫升中加入丹参注射液 2~8 毫升,静脉滴注,每日 1 次,10 次为 1 个疗程;口服阿司匹林、双嘧达莫等抗血小板凝聚药物;蛋白酶分解剂与伐里德酶联合应用,可促进视网膜新陈代谢的中间产物的吸收。本方法适用于Ⅰ期、Ⅱ期视网膜病变患者,有出血者禁用。对

Ⅲ期、Ⅳ期视网膜出血的患者,主要是止血和强化血管抵抗力药物,如卡巴克洛、芦丁、维生素 C、三七粉等。

(3)激光治疗:可直接凝固封闭新生血管、微血管瘤和有荧光渗漏的毛细血管,可制止玻璃体积血和视网膜水肿,病变被控制后,可较长时间的保持有用的视力。

(4)玻璃体切割术:对于增殖型糖尿病性视网膜病变患者,玻璃体内有较多机化物时,视网膜电图正常者可以采用切除玻璃体内机化物,以防止牵引性视网膜脱离并适当提高视力。

(5)冷凝治疗:对不宜光凝治疗者,可试用冷凝治疗糖尿病性视网膜病变,以挽救患者视力。

2. 糖尿病性视网膜病变的激光治疗

激光疗法仅仅是减少糖尿病患者失明的一种治标的医疗手段。据统计,经激光治疗的患者在 3 年后严重视力受损程度可减轻 50% 以上。在玻璃体积血和视网膜水肿等眼底病变被控制后,可较长时间保持有用的视力,因此,激光疗法是当前增殖性视网膜病变的首选治疗。

激光疗法对黄斑病变有效。无论是病灶性黄斑病变还是囊样黄斑病变,必须在早期渗漏位于黄斑中心凹以外的情况下,才可期望激光有较好的疗效。

激光疗法可直接凝固封闭新生血管,制止视网膜水肿和玻璃体积血,使新生血管消退,减少出血和瘢痕形成的危险。当视盘形成新生血管时,唯有全视网膜光凝才会有较好的疗效。采用激光治疗时要特别注意选好适应证,否则难免造成视力的损害。

3. 糖尿病性视网膜病变预防措施

糖尿病患者早期进行视力及眼部并发症的防护是十分重要的。

(1)一般情况下,糖尿病患者每年应进行1次眼部检查。若已发现视网膜病变,即应每年复查数次。糖尿病孕妇要注重眼部检查。

(2)一旦查出有增殖性糖尿病视网膜病变的患者,应做全面检查,因为病变强烈地表示已经存在和发生全身性病变。

(3)当患者发现戴眼镜后视力减退,或眼压增高,或发现有视网膜病变等现象,须立即请眼科医生诊治,如能得到早期治疗,可保持一定的视力。

(4)当糖尿病患者的眼底出现黄斑病变、增殖性视网膜病变、视盘形成新生血管时,采用激光治疗有效,可防止或减慢视力的进一步下降,从而减少失明的发生率。

(5)当患者玻璃体有出血或有机化物(引起早期轻度的视网膜脱离)时,为了挽救视力,可施行玻璃体切割术;否则视力的预后极差。

（八）心血管并发症

1. 糖尿病性高血压的临床药物治疗

降压药物的种类很多,主要包括钙离子拮抗药、血管紧张素转化酶抑制药(ACEI)、利尿药、β受体阻滞药和血管紧张素Ⅱ受体拮抗药五大类药物。要在医师指导下,合理选用上述药物。其原则为:安全性高;疗效好;副反应少。任何药物都有副反应,没有副反应的药物是不存在的。所以,要及时向医师反映服药情况,包括副反应。服用降压药应注意以下几个原则。

(1)自最小有效剂量开始,以减少不良反应的发生。如降压有效但血压控制仍不理想,可视情况逐渐加量以获得最佳疗效。

(2)推荐使用每日1次、24小时有效的长效制剂,以保证一天24小时内稳定降压,这样有助于防止靶器官损害,并能防止从夜间较低血压到清晨血压突然升高而导致猝死、脑卒中和心脏病发作。

(3)单一药物疗效不佳时不宜过多增加单种药物的剂量,而应及早采用两种或两种以上药物联合治疗,这样有助于提高降压效果而不增加不良反应。

(4)判断某一种或几种降压药物是否有效以及是否需要更改治疗方案时,应充分考虑该药物达到最大疗效所需的时间。在药物发挥最大效果前过于频繁地改变治疗方案是不合理的。

(5)噻嗪类利尿药有排钠、排钾和排尿的作用,易发生低血钾。2型糖尿病患者使用噻嗪类利尿药后,血清钾降低,胰岛素的分泌减少,胰岛素抵抗增加,使血糖升高,从而加重糖尿病病情,故糖尿病性高血压患者须慎用噻嗪类利尿药。

2. 糖尿病性高血压的非药物治疗

　　轻度高血压患者,首先的治疗方法是非药物疗法,而中、重度高血压患者,应用药物治疗的基础上,辅以非药物治疗,尽可能地减少用药剂量,而达到较理想的治疗效果,这就是治疗高血压的总原则。

　　(1)控制体重:美国一项全国性调查显示,超重者应努力减肥,这是降压的最佳方法。日本的研究资料也认为,肥胖是高血压的主要致病因素,80%的高血压患者通过减肥,可以使血压下降。我国医学专家指出,无论是高血压患者,或者正常血压的肥胖者,减轻体重均可使血压下降,心率减慢,血浆尿酸,胆固醇和血糖减少,而且可减少用药剂量。

　　(2)适当运动:美国哈佛大学的一项研究成果表明,每日至少3次,每次20分钟做体操或运动,能改善血压情况。高血压病人应有规律地参加一些力所能及的体育运动,如跳舞、散步、慢跑、练气功、打太极拳等,但应避免参加竞争性或剧烈性质的运动项目。

　　(3)限制食盐:研究资料表明,食盐与高血压的发生有密切关系,凡每日摄入食盐20克以上的人群,高血压的患病率达30%,我国东北、华北地区高血压的发病率明显高于南方,与这些地区的人群普遍口味较重有关。正常情况下,人体对钠的生理需要量每天仅为0.5克,但实际膳食中含盐量高达10～15克,高血压患者每日食盐量以不超过5克为宜,太低了患者很难接受。

　　(4)适当补钾:目前钾的降压作用已被人们所重视,有人报道每日摄入 5～7 克钾,可使血压降低 4～9 毫米汞柱。水果、蔬菜、豆类等都是含钾较多的食品,高血压患者可以适当多吃一些。

(5)限酒戒烟:饮酒可通过皮质激素儿茶酚胺升高,影响血管紧张素、血管加压素及醛固酮的作用,影响细胞膜的流动性等机制,使血压升高。同时经常饮酒也影响药物治疗,血压不易控制,因此,高血压病人应限制饮酒,最好将饮酒量限制在每日 25 克以下(1 两白酒),或最好不饮酒,低酒精类的啤酒也应控制。流行病学调查发现,吸烟者恶性高血压的发病率明显增高,亦可增加冠心病与猝死的危险性,故应戒烟。

(6)适量补钙:高血压患者普遍显示钙的摄入量较少,适量补钙或增加饮水和牛奶的量,可使血压不同程度地降低。

(7)保持情绪乐观:现代医学研究证明,一切忧愁、悲伤、焦虑、烦躁等不良精神刺激,可使血液中儿茶酚胺等血管活性物质分泌增多,血压升高,因此,高血压病人要注意控制情绪,排除杂念,保持心情舒畅和心理平衡,这些都有利于维持高级神经中枢的正常功能,对降低血压有益。

3. 糖尿病性高血压的预防措施

(1)常规控制糖尿病,使血糖在正常或接近正常范围,以利于体内三大物质代谢。

(2)定期测量血压,有助于早期发现、早期治疗高血压,防止并发症的出现。

(3)适当休息,消除不良情绪,戒酒、烟等不良嗜好。

(4)合理安排生活,饮食宜清淡,少油盐,多吃蔬菜、豆制品。

(5)肥胖型糖尿病患者要控制每日总热量摄入。

4. 糖尿病性冠心病的临床治疗

有效地控制糖尿病仍然是并发冠心病患者的最根本和重要的治疗措施。在使用胰岛素、强效降糖药、各种利尿药、神经节阻滞药、α或β受体阻滞药时,宜慎重考虑其副作用。

(1)心绞痛急性发作时的治疗方案

①硝酸甘油:为首选药物。每次 0.3～0.6 毫克,舌下含化。

②硝苯地平(心痛定):每次 10 毫克,舌下含化。本药对高血压、顽固性心力衰竭亦有良好效果,但低血压者慎用。

③异山梨酯:每次 5～10 毫克,舌下含化。

④硝酸甘油静脉滴注:经上述治疗后,症状无明显改善时,给予硝酸甘油 1 毫克＋5% 葡萄糖注射液 50～100 毫升中,开始以 2.5～10 微克/分的速度滴注,根据病情可逐步增加至 20～40 微克/分。治疗中密切观察血压和心率变化(静脉滴注葡萄糖液应配适量胰岛素)。

(2)心绞痛缓解期的治疗方案

①硝酸甘油:在任何诱发心绞痛发作前数分钟舌下含0.3～0.6 毫克,以预防心绞痛发作。

②硝苯地平:5～10 毫克,每日 3 次,口服。

③硝酸甘油贴膏:贴在心前区 1～2 块,每日 1～2 次。

④丹参片:5 片,每日 3 次,口服。

(3)糖尿病性心肌梗死的急救措施

①用心电监护仪监护,严密观察心律、心率、呼吸、神志、血压、胸痛等全身情况,做好记录。

②绝对卧床休息,解除忧虑,给氧,输液。

③解除疼痛,视患者病情选用:镇痛药:罂粟碱 30 毫克或哌替啶 50 毫克,即刻肌内注射。若无效,改用吗啡 5～10 毫克,肌内注射。硝酸甘油口服或静脉滴注,异山梨酯口服。用量同心绞痛。

④扩张冠状动脉,视患者病情选用。

普萘洛尔:无禁忌证者,宜与异山梨酯合用。适用于心动过速和高血压者。

硝苯地平:可选用。伴有低血压者禁用。

要慎用神经节阻滞药及 α、β 受体阻滞药等,充分注意这些药物的不良反应。

⑤抗凝溶栓疗法。大剂量短程冲击治疗可选用尿激酶 5 万单位,加入 10%葡萄糖注射液 20～40 毫升内,10 分钟静注完毕。继用 6 万单位/小时,共 12 小时,可加入 5%葡萄糖生理盐水注射液内静脉滴注。然后可予以抗凝药,如醋硝香豆素,第一日 16～28 毫克,第二日以后,每日 2～10 毫克,口服。药物剂量的调整和停用时间,要根据凝血酶原时间而定(葡萄糖液内应加适量的胰岛素)。

⑥极化液治疗。氯化钾 1.5 克,普通胰岛素 8 单位,加入 10%葡萄糖注射液 500 毫升静脉滴注,7～14 日为 1 个疗

程。在治疗心肌梗死时,不要忽视纠正酸中毒和电解质紊乱。

⑦血糖的控制。治疗糖尿病性心肌梗死时,将血糖保持在稍高水平是必要的,但血糖过高易加重心肌梗死,因血糖越高,急性心肌梗死的死亡率亦越高,并发症也越多。此外,在降血糖治疗过程中,应注意防止低血糖的发生,因低血糖增加心排血量,会引起心动过速和心肌缺氧,造成心肌梗死面积的扩大和严重并发症的出现。故应用胰岛素时要特别注意,剂量不要过大,降糖速度不宜太快。

(4)糖尿病性心肌梗死的预防措施

①控制危险因素,包括积极治疗糖尿病、高血压,采取有效措施降低血脂,控制肥胖等。

②改善生活习惯,包括戒烟,限制饮酒。饮食有节,宜清淡,避免过咸。适当进行体育活动。减轻精神负担,保持心情舒畅。慎起居、注意寒温适宜。

(九)血脂紊乱和脂肪肝

1. 糖尿病性血脂紊乱的临床治疗

(1)合理的饮食与体育运动:严格执行饮食疗法,实行低动物脂肪、低胆固醇膳食,限制糖类的摄入,坚持开展适宜本人的体育运动,使血压和体重达到或接近正常水平。

(2)降糖药的应用:应用胰岛素治疗糖尿病对降低血脂有很大的影响。胰岛素依赖型糖尿病患者经胰岛素治疗后,血脂紊乱可迅速得到改善。非胰岛素依赖型糖尿病患者经口服降糖药治疗后,低密度脂蛋白及胆固醇下降。可见控制血糖浓度对防治血脂紊乱是有益的。

(3)调脂药的选择:经上述方法治疗无效者,可采用脂肪代谢改善剂。根据高脂血症的不同类型选用调脂药物。

第一线血脂调节剂:考来烯胺、考来替泊、降胆葡胺、氯贝丁酯、苯扎贝特、非洛贝特、诺衡、普罗布考、烟酸、烟酸肌醇、烟酸生育酚酯等。有降低血清胆固醇和三酰甘油的作用。

第二线血脂调节剂:主要有新霉素、右甲状腺素钠盐、β-谷固醇、对氨基水杨酸 C、氧化氢龙等。在第一线药物无效或为了增强疗效时协同使用。

2. 糖尿病性脂肪肝的临床治疗

脂肪肝是指由于各种原因引起的肝细胞内脂肪堆积过多的病变。过多的脂肪堆积肝脏,使肝内血氧供应和代谢障碍,造成肝细胞肿胀、变性坏死及炎症、肝硬化。轻度脂肪肝大多没有临床症状,容易被忽视。有的仅有疲乏感或表现为食欲好,喜油腻,B超检查也显示肝功能大致正常,如能及早发现治疗,可以完全恢复正常。中度脂肪肝的症状较明显,表现为疲倦乏力、食欲缺乏、恶心、中上腹或右上腹隐痛,饭后或运动时尤为明显。重度脂肪肝则常伴有肝纤维化和隐蔽性肝硬化,肝脏正常代谢功能下降甚至丧失,对健康危害极大。不过,多数情况下,肝脂肪沉积是可逆的,绝大多数的脂肪肝预后良好。

糖尿病性脂肪肝的发病率为 21%～78%,多见于肥胖型糖尿病患者,尤以48岁以上更年期女性患者居多。脂肪肝患者合并糖尿病者为26%～36.7%。糖尿病性脂肪肝发生的最主要原因可能与胰岛素缺乏有关。

(1)坚持控制好血糖:糖尿病病情稳定才能调节好紊乱的脂肪代谢,多数专家认为,糖尿病性脂肪肝病变程度不重,可通过糖尿病控制而消退。

(2)合理膳食:粗细粮食搭配,营养平衡的合理膳食是健康的基石。每天摄入足量的蛋白质有助于清除肝内脂肪;主食不可太精细,应适量多吃些粗粮,如燕麦、玉米、甘薯,多吃豆制品,这些食物中含丰富的亚油酸、钙、硒、卵磷脂、维生素E和较多纤维素,可降低胆固醇。

(3)合理运动:提倡进行自己喜好的可以坚持的有氧运动,如游泳、快步走(30分钟走3 000米、每周走5次)。日常尽量做到"能坐不躺,能站不坐,能走不站,能快不慢"。

(4)配合药物治疗:多数早期患者可以不使用药物,也可适当服用保肝药,切不可滥信广告,擅自服药,因为有些药物也会导致脂肪肝并对肝脏有损伤。

(十)糖尿病性肾病

1. 糖尿病性肾病的临床治疗

(1)控制血糖:糖尿病性肾病本身无特殊治疗,有效地控制血糖能使尿蛋白的排出率减少,部分患者的尿蛋白可转为阴性。

(2)控制蛋白质的摄入,纠正低蛋白血症:低蛋白饮食能降低肾小球滤过率,减轻蛋白尿,改善糖尿病患者肾功能和肾脏病理改变。对有低蛋白血症和水肿的患者,限制钠盐摄入。在患者肾功能许可时,酌情增加蛋白质饮食,必要时予以输血或血浆以纠正低蛋白血症;但在肾功能不全或氮质血症时,应控制蛋白质的摄入。

(3)控制高血压:糖尿病性肾病常合并高血压,有效地控制高血压可减轻蛋白尿,延缓肾功能的恶化和视力减退。

(4)对症治疗:视病情变化或病情需要,予以对症治疗,如利尿、止呕、解痉等。

2. 糖尿病性肾病晚期降糖药临床选用注意事项

糖尿病性肾病在病情进展时,糖代谢往往变得不稳定,易发生高血糖和低血糖。因此,晚期糖尿病性肾病在选择降糖药时就应注意以下一些问题。

(1)肾功能不全时,肾脏对胰岛素的灭活能力降低,胰岛素需要量减少,因此,要注意随时调整胰岛素剂量,防止发生低血糖。

(2)多数口服降糖药由肾脏排泄。肾功能不全时,双胍类药物可致乳酸在体内堆积,引起致死性乳酸中毒,不宜使用。氯磺丙脲不经代谢从肾脏排泄及格列本脲在体内半衰期长,可以引起严重低血糖,应避免使用。

(3)晚期糖尿病性肾病的肾糖阈明显提高,故在调整胰岛素和降糖药剂量时,不能以尿糖结果为依据进行加减药量,而应以血糖结果为依据。

(4)晚期糖尿病性肾病患者容易发生高渗性昏迷和酮

症酸中毒昏迷。因此,在使用口服降糖药时要谨慎,最好采用胰岛素治疗。

3. 糖尿病性肾病水肿的治疗措施

(1)限水和钠的摄入:限制饮食中的水及钠盐含量可以减轻水肿。

(2)合理限制蛋白质摄入:在限制蛋白质摄入的同时,要注意补充尿中排出的蛋白质。

(3)严重水肿者需用利尿药治疗:大量利尿药虽然可使水肿减轻或消失,但可使血尿素升高,对血糖、水和电解质亦有影响。因此,要根据患者血尿素的水平及水肿程度来决定给予利尿药。原则上血尿素<22 毫摩/升,对患者危害不大,可全部消肿。

①高度水肿者,一般采用螺内酯和噻嗪类利尿药物联合使用,效果较好。

②严重顽固水肿者,可用依他尼酸钠或呋塞米,或用多巴胺 20 毫克,酚妥拉明 20 毫克,呋塞米 40~60 毫克,加入 10%葡萄糖液 500 毫升内静脉滴注,每日 1 次。葡萄糖液按 2∶1 配入普通胰岛素。

③水肿伴心衰者,在使用利尿药的同时,必须使用洋地黄治疗。

在治疗糖尿病性肾病引起的水肿时,应逐渐消肿,不可操之过急。

4. 晚期糖尿病性肾病患者腹膜透析注意事项

腹膜透析可以减少患者作血透时的心血管负担,不需要应用肝素,可在家中进行,并对控制糖尿病效果良好。目前腹膜透析的生存率一般和血液透析相似。

(1)在透析期间,严格控制血糖,及时调整胰岛素用量,并宜每日分次注射。

(2)糖尿病患者血浆渗透压较高,要移除较多的水分,应注意相应增加腹透液中的葡萄糖浓度。还应增补透析时的蛋白质丧失,以免发生血浆蛋白下降趋势。

(3)透析易致腹腔感染,因此要严格施行无菌操作,必要时用抗生素预防。

5. 糖尿病性肾病患者水摄入量控制原则

水肿是糖尿病性肾病患者的主要体征之一。一般情况下出现水肿的肾病患者,必须严格控制水的摄入,维持体内液体平衡。正确掌握水的摄入量,是治疗本病的关键之一。

在讨论如何掌握水的摄入量时,应该知道"显性失水、非显性失水和内生水"的含义。"显性失水"指尿、粪、呕吐物、胃肠道引流物等失去的水分。"非显性失水"系指皮肤、呼吸道散发的水分。"内生水"是指食物氧化和细胞新陈代谢所释放的水分。"显性失水"量容易估计。"非显性失水"量可按 0.5 毫升/千克体重/小时或每日 12 毫升/千克体重两个实用常数计算,当然还要根据年龄、体温、气温、湿度等做适当调整。"内生水"量的计算比较复杂,在实际应用上,可以 400~500 毫升为底数,加前 1 日的尿量、引流液等的排出量。

糖尿病性肾病无明显水肿时,则不必限制饮水。无尿或严重少尿的患者,一般仅需无钠的、并且能够维持蒸发和小量的尿中丢失的水分就够了。在本病的终末期发生少尿或无尿时,其肾功能保留盐和水的能力已经受损,需立即补充其丢失量。本病患者合并心力衰竭时,水的摄入量应严格控制。

在估计水的摄入量时,要观察患者有无口渴感,检查眼球弹性、口舌黏膜及皮肤充实度,还需以尿量多少、血压变化及血浆胶体渗透压作为参考依据,而不是盲目地限制饮水,否则就会促使已经受损的肾功能进一步恶化。

不过在临床实践中,还以每天观察患者的体重变化作为估计水的摄入量比较方便和实用。

6. 糖尿病性肾病患者食盐摄入量控制原则

钠盐和水是一对孪生姊妹。当体液中钠离子的含量增高时,必须要保留更多的水分,同时也会通过生理效应引起排钠排水增加,从而保持体内钠的平衡。糖尿病性肾病时,肾脏对钠的调节功能受到影响,引起钠的排泄障碍。由于血钠的增多,水也发生潴留,患者往往表现为水肿及高血压。糖尿病性肾病患者限盐可分为以下两种情况。

(1)低盐饮食:适合于本病的轻微水肿、高血压,以及水肿、高血压被控制的患者;慢性肾衰无水肿、高血压者亦可应用低盐饮食。低盐饮食要求每日钠盐入量在 3～5 克。患者亦可食用低钠盐。在低盐饮食期间,不要吃咸鸡蛋、咸鸭蛋、咸菜等。

(2)无盐饮食:患者有明显水肿、高血压时,应该禁盐。

就连含盐的食物(如碱发馒头、咸糕点)、小苏打、酱油等都在禁忌之列。无盐饮食可能影响患者的食欲,可以用无盐酱油、醋、姜、蒜等调味品以增进食欲。

禁盐时间的长短应根据患者的具体病情而定。若患者水肿、高血压经治疗后症状已不明显或基本消失,则可改为低盐饮食。若患者未出现过水肿、高血压,或者水肿及高血压被控制,病情稳定时,则不必严格限盐,但食盐量也不宜过多,饮食以清淡为宜。对于运用利尿药的患者,要注意测定血清钠,血钠低时也不应严格限盐。

(十一)下肢血管和皮肤病变

1. 糖尿病下肢血管病变的临床治疗

糖尿病患者致残多见于下肢血管病变。据报道,糖尿病性坏疽或截肢比一般人的多20倍,其中50岁以上者比一般人约多40倍。糖尿病患者因下肢坏疽而施行截肢手术者约占10%。国外资料统计,糖尿病患者的下肢截肢率是非糖尿病患者的15倍。因糖尿病性足坏疽住院者占全部糖尿病住院患者的20%,其中3%被截肢。另一组资料提供,在截肢手术中,有15%截肢时才诊断为糖尿病。截肢后30天内死亡率为10%,其中多数生存期为22个月。

在我国糖尿病患者中,糖尿病下肢血管病变并不少见。因此,应找出高危人群,定期对他们进行检查,评价其危险性,进行有关足部处理的教育,则截肢率有可能大大下降。

(1)糖尿病下肢动脉硬化缺血症的治疗原则:①控制糖

尿病及纠正脂代谢紊乱。②降低血液高凝状态,预防血栓形成。③扩张血管、增加血流量,促进侧支循环建立。④保护血管,降低血压。⑤局部保温或适当加温可扩张血管,减轻末梢循环阻力,预防坏疽发生。

上述治疗可进一步减慢和防止闭塞性动脉硬化的发展,促进动脉侧支循环形成,改善临床症状。

(2)糖尿病下肢血管病变的手术治疗:当糖尿病患者下肢出现血管完全闭塞,或皮肤溃烂化脓、足部顽固性慢性溃疡,或疼痛难忍,经保守治疗无效时,可考虑采用下列外科手术方法治疗,能收到一定的疗效。

血管搭桥术:股动脉及髂动脉领域发生闭塞时,可采用血管搭桥术,改善下肢血液循环。

腰交感神经节切除术:切断交感神经,可使末梢血管扩张,解除血管痉挛。

疮面切开引流、清创术:对皮肤溃烂或化脓的患者于常规消毒后,用加温生理盐水或呋喃西林液冲洗或切开引流。每日换药1次,促进局部干燥、生肌。

截肢术:经积极的保守治疗后,全身毒血症严重,在动态观察中感染灶逐渐扩大时,应掌握手术指征,不失时机地截肢。

(3)糖尿病下肢血管病的中西医治疗方法

①复方通脉液股动脉注入法。复方通脉液成分为山莨菪碱10毫克、复方丹参注射液14毫升,川芎嗪80毫克,曲克芦丁400毫克,用生理盐水注射液50毫升稀释,从患肢股动脉注入,每日1次,连用10日,休息3日,30日为1个疗

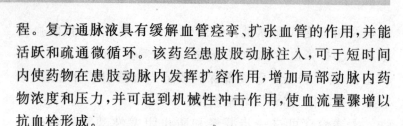

程。复方通脉液具有缓解血管痉挛、扩张血管的作用,并能活跃和疏通微循环。该药经患肢股动脉注入,可于短时间内使药物在患肢动脉内发挥扩容作用,增加局部动脉内药物浓度和压力,并可起到机械性冲击作用,使血流量骤增以抗血栓形成。

②静脉滴注复方丹参注射液及维生素 E 局部湿敷。复方丹参注射液 8～12 毫升,加入生理盐水或 5％葡萄糖注射液 500 毫升(含糖液体应按一定比例配以普通胰岛素,一般按 2：1 比例),静脉滴注,15 日为 1 个疗程。视病情需要,可重复 2～3 个疗程。湿敷时局部先用 3％过氧化氢清洗坏疽创面,再用 0.4％庆大霉素或青霉素(用前先做皮试)冲洗,溃烂创面上敷盖针剂维生素 E 20 毫克,每日 1 次。复方丹参液能活血化瘀,改善微循环。局部换药除了清除脓液及感染外,加用维生素 E,可促使足部肌肉结构恢复正常,有利于病足愈合。

③静脉滴注山莨菪碱及局部贴敷中药粉剂。山莨菪碱一般剂量每日 0.5～1 毫克/千克,静脉滴注。局部则清创换药,敷贴膏药、中药粉剂等。山莨菪碱能激活和加强微动脉自律运动,抑制血栓素形成,解除血小板和红细胞聚集,降低血液黏滞性,减少微小血栓形成,使脉管通畅,微循环改善。治疗过程中均有一时口干、视物模糊,但适应后即减轻。部分男性患者因前列腺肥大,用药后 2 小时左右可有小便不畅。部分患者有腹胀、腹泻。患青光眼者禁用。

④脉络宁静脉滴注。脉络宁注射液是由中药玄参、牛膝等药物经化学提取制成的复方注射液。此药 10 毫升加入

生理盐水或 5％葡萄糖注射液(2∶1 配普通胰岛素)静脉滴注,10 日为 1 个疗程,间歇 7 日。第二个疗程脉络宁增至每日 20 毫升。2 个疗程为 1 个周期。脉络宁具有扩张血管,改善微循环,增加血流量及抗凝、溶栓等作用。

此外,还可采用胰岛素及敏感抗生素等方法综合治疗。

2. 糖尿病性下肢坏疽的预防措施

预防糖尿病性下肢坏疽,除了积极治疗糖尿病及高血压、高脂血症等病证外,应避免各种诱因,如烫伤、小外伤、鞋挤压伤及足癣感染等,保持局部干燥清洁,早期治疗脚的胼胝、鸡眼等,对轻微的外伤也应及时治疗。预防感染,一旦发生感染,应选用有效的抗生素治疗。

此外,平素要保护肢体,尤其冬天要注意保暖。应参加适当的体育活动。避免高胆固醇饮食,戒烟等亦很重要。

3. 糖尿病足擦伤处理措施

糖尿病足损伤不存在轻重之分,小小的擦伤就能够导致溃疡,就会成为糖尿病足溃疡的进入点。绝不可低估糖尿病足损伤的危害。足部一旦发生小破损就要彻底消毒,并用无菌纱布包扎。

碘酒等刺激性强烈的消毒剂虽然能有效地杀死伤口表面的细菌,防止感染的发生,但它的强氧化性、倾蚀性同时也会造成糖尿病足患者皮肤的化学性损伤、溃疡。正确的处理方法是:先用肥皂水或 0.9％的生理盐水清洗伤口,再用 3％的过氧化氢或新洁尔灭消毒,并包扎无菌纱布,注意不可贴胶布。如果有溃疡、坏疽等倾向时,患者应立即找训练有素的足部护理专家来治疗。创面较大时应及时到医院处理。

4. 糖尿病性皮肤病的预防治疗措施

皮肤是代谢活跃的器官,糖尿病的代谢紊乱,使皮肤的抗病能力下降;其皮肤的含糖量增高,有利于细菌的生长、繁殖;加之多尿造成皮肤慢性脱水;以及在血管和神经障碍的基础上,易导致多种皮肤病变,因而糖尿病患者皮肤病损较为常见。

糖尿病患者皮肤发生的变化一定要引起注意,早发现、早治疗、早预防。应从以下方面做起。

(1)注意卫生:夏季,炎热而潮湿,是病菌生长繁殖的旺季,糖尿病患者很容易在这个时候发生皮肤感染,最常见的就是毛囊炎、疖肿、痈、丹毒和癣菌病,是由细菌、真菌等病原菌感染引起的,所以注意个人卫生非常重要,应保持皮肤清洁,勤换衣裤,晾晒被褥,保证居住环境的卫生。

(2)防止皮肤外伤:皮肤直接接触外界环境,在夏季是着衣最少的时候,四肢暴露在外,容易引起各种外伤,包括搔抓止痒的损伤。一般人对小小的外伤可能并不在意,但糖尿病患者一旦发生外伤,就会给细菌侵入打开方便之门,甚至感染反复发作。所以,预防是关键,尽量避免各种损伤。糖尿病患者局部外伤后应及时消毒、注意保护好伤口,在医生的指导下积极治疗,以防小病酿成大祸。

(3)调控饮食:虽然皮肤病变对饮食没有特殊的要求,

但糖尿病患者如果不注意调控饮食,很容易引起血糖升高,引起皮肤病变或影响已有皮肤病变的愈合。

(4)增强免疫力:糖尿病患者大多免疫功能下降,容易引起病菌感染,所以提高免疫力也是预防皮肤损害的重点。可以从饮食、运动等各方面入手,全面提高机体抗病能力。

(5)及时就诊:发现特殊的皮肤改变及时到皮肤科就诊。

(十二)糖尿病性神经病变

1. 糖尿病性神经病变的临床治疗

糖尿病性神经病变为糖尿病最常见的慢性并发症之一,是糖尿病在神经系统发生的多种病变的总称。多累及周围神经系统和自主神经系统,中枢神经系统亦可受损害。当累及运动神经、脑神经、脊髓、自主神经时,可出现知觉障碍、深部反射异常等临床表现。一般由糖尿病引起的周围神经病变、自主神经病变和脑部病变较为常见。

目前,糖尿病性神经病变的治疗仍是较为棘手的问题。应该强调对糖尿病性神经病变的早期诊断及早期严格控制血糖,消除病因,则一些神经症状可以通过治疗逐步减轻、缓解,直至痊愈。

(1)控制高血糖:是治疗糖尿病性神经病变的基础。

(2)醛糖还原酶抑制剂:可抑制山梨醇途径中的醛糖还原酶。每日250毫克口服,于3~4日内症状开始缓解,3周后神经传导速度即可改善。

(3)神经节苷脂:可加速轴突生长,有利于各种神经元的修复和生长,促进神经传导速度的恢复,改善神经功能。每日肌内注射 20～40 毫克,共 8～12 周。初次试用可能有效,不发生任何副作用。

(4)前列腺素 E1:扩张血管及抗血小板聚集。其剂量为 20～80 微克加入生理盐水 500 毫升中静脉滴注,每日 1～2 次,在 3～4 小时内滴完,2～4 周为 1 个疗程。

(5)肌醇:根据肌醇耗竭假说,糖尿病患者神经组织肌醇浓度下降,影响神经结构和功能,故补充肌醇有利于神经组织的修复。每日剂量 0.5～2.0 克,3 个月为 1 个疗程,可视病情延长,疗效有待探索。

(6)维生素类:维生素 B_1、维生素 B_{12} 缺乏可能是神经病变原因之一。虽然患者血中 B 族维生素及其代谢产物的浓度和尿中排出量均未发现降低,而且维生素 B_1、维生素 B_6、维生素 B_{12} 治疗亦大都无效,但近年来有人试用 B 族维生素治疗神经病变 8 周后 69％有进步,其确切疗效尚有待于积累更多的资料。一般用法为:维生素 B_1 每日 30～60 毫克,口服。症状严重者,可予维生素 B_1 每日 100 毫克口服;维生素 B_{12} 500 微克,每周 2 次肌内注射,共 3 个月。

(7)对症处理:镇痛时可用苯妥英钠、卡马西平;腹泻可用各种中西医止泻药物。

2. 糖尿病性神经病变疼痛镇痛方法

一般镇痛药对糖尿病性神经病变所致的疼痛疗效欠佳,仅能暂时镇痛。而麻醉性镇痛药虽有效但会上瘾,因此禁忌使用。比较常用的镇痛药有以下几种。

（1）苯妥英钠：每日 300 毫克，分 3 次服用。用于疼痛较剧者效果较好，有效率达 50％以上。

（2）卡马西平：每日 600 毫克，分 3 次服用。用于锐痛及闪电痛较有效，有效率达 67％以上。

（3）氟奋乃静：1～2 毫克睡前口服，单用或加用阿米替林 10～30 毫克，亦于睡前服。前者单用疗效 18％；二者合用 2～7 日，疗效为 24％；2 周后为 56％。副作用有嗜睡、头晕、肌肉软弱、神经质、易激动，但肾功能、空腹血糖不受影响。对慢性疼痛一般有效。

（4）酰胺米嗪：每日 200～400 毫克，口服。用于慢性疼痛获得成功。

（5）其他：荷包牡丹碱（痛可宁）、美西律（慢心利）亦可试用于糖尿病性神经病变所致的慢性疼痛。对烧灼疼痛，穿弹力袜可能有助。中药、针灸治疗亦可减轻疼痛。

（十三）糖尿病性肠病、结核

1. 糖尿病性肠病临床治疗

糖尿病性肠病包括糖尿病性腹泻及糖尿病性便秘。糖尿病性肠病是糖尿病的晚期并发症之一，多发生于糖尿病控制不佳的患者。据有关资料统计，约有 60％的糖尿病患者并发胃肠功能紊乱，而糖尿病性肠病的发病率约占糖尿病性神经病变的 11.2％。糖尿病性肠病一旦发生，比较难以控制，目前还无特殊的有效治疗方法。糖尿病性腹泻的治疗：由于糖尿病性腹泻的因素很多，所以治疗应多方面考虑。

(1)严格控制糖尿病仍是糖尿病性腹泻的基本治疗。

(2)糖尿病性肠病者,尽可能限制食用冷冻食品及避免不易消化的食物。

(3)改善肠蠕动,减少细菌生长。

(4)用一般止泻药如复方苯乙哌啶、次碳酸铋等药物疗效不好,用中枢神经系统镇痛及镇静药如可卡因等对部分患者有效。

(5)从发病机制看,细菌过量生长起一定的作用,故不少患者应用抗生素后,腹泻症状可缓解,一般以广谱抗生素为宜。有人报道,用氨苄西林 250 毫克,每日 4 次,每月服 1周,对控制继发于细菌感染引起的腹泻有明显疗效。

(6)近年来,随着对糖尿病性腹泻发病机制研究的深入,认为肾上腺素能神经受损在本病的发病中占有重要地位。发现 α 肾上腺素受体激动剂如可乐定,对治疗糖尿病性腹泻可能有效。有人已应用于临床,并取得了较好的疗效。用法:开始 0.1 毫克,每 12 小时 1 次,口服,3 天后加量到 0.5～0.6 毫克,每 12 小时 1 次,维持此剂量 19～21 天,然后经 72 小时以上缓慢停药。间隔 10～14 天后重复给药,药物引起的副作用较小。

糖尿病性便秘的治疗:大多数糖尿病患者可呈便秘倾向,有时腹泻与便秘交替出现。部分患者便秘较为顽固,常需用以下缓泻药治疗。

①果导片,每次 50～100 毫克,睡前口服。

②酚酞,每次 50～100 毫克,睡前口服。

③开塞露,每次 20 毫升,肛门注入。

④甘油栓,每次 1～2 个,肛门塞入。

2. 糖尿病合并肺结核的临床治疗

肺结核是糖尿病的一种特殊感染,而且糖尿病患者又是易患人群,所以先患糖尿病后发生肺结核在临床上最为多见。糖尿病并发肺结核者,由于结核感染加重了糖尿病的代谢紊乱,而糖尿病的代谢紊乱又促进了结核病的发展,互为影响,互为因果,因此,应两病同时进行治疗。

(1)治疗原则

①肺结核活动期患者需在结核病院治疗。

②用胰岛素控制糖尿病。

③积极抗结核治疗,链霉素、异烟肼、利福平联合用药。

④饮食可适当放宽,稍增加每日蛋白质、糖类、脂肪及总热量的摄入,以保证营养。

⑤咯血、发热等应对症治疗。

(2)治疗中的注意事项

①异烟肼、氰乙酰肼应用后,有增加糖代谢紊乱作用。由于糖耐量减低,胰岛素需要量增多,遇此情况应注意调整胰岛素用量。

②糖类控制不宜过严,一般血糖控制在正常或较正常稍高水平(8.33 毫摩/升)即可,尿中可允许有少量糖存在,以防低血糖发生。

③病情稳定后,有可能时改用口服降糖药。抗结核药和口服降糖药合用时应注意药物的副作用。

④注意掌握抗结核药物疗程。肺结核活动期为 3～6 个月;巩固疗效期为 9～12 个月,总疗程应坚持 18～24 个月,以免结核病反复。

(3)糖尿病患者预防肺结核的措施

①由于糖尿病患者糖代谢紊乱,易造成维生素 A 缺乏,加上长期的血糖浓度高,易导致结核杆菌感染,故控制糖尿病是关键的预防措施。

②对结核菌素试验阴性的糖尿病患者宜进行卡介苗接种,以预防结核病发生。

③糖尿病患者应避免与开放性肺结核患者接触,以防止被传染,必要时可应用异烟肼预防。

④糖尿病患者每年应胸部透视 1 次,以便早期发现肺结核。尤其糖尿病控制不佳,病情出现波动,或出现呼吸道症状时,更应摄 X 线胸片。

(十四)外阴炎、前列腺炎和阳痿

1. 糖尿病并发外阴炎的临床治疗

糖尿病患者常因外阴瘙痒的症状首次求治于妇产科医生,经进一步查血糖而诊断为糖尿病。外阴炎患者求治时的主诉多为外阴奇痒,坐卧不安。临床主要表现为:外阴局部痒、痛、灼热感。

发病初期外阴瘙痒重,尤其夜间奇痒难忍,影响睡眠。抓后瘙痒部表皮溃破,继而发生疼痛,伴有灼热感。检查所见,外阴皮肤潮红,阴道充血,其范围可局限于会阴部或扩大至大腿内侧。亦可在阴阜或大阴唇上出现毛囊炎、疖肿或疱疹。症状反复发作时,可见皮肤轻度增厚,并可伴有多处皲裂。阴道内和阴道口可见典型豆渣样和奶酪样白带。

治疗本病除了控制糖尿病以外,还需注重外阴的局部治疗。

(1)局部清洗:①有溃破或化脓时,可用 1∶5 000 高锰酸钾液热坐浴,每日 2 次。②苦参方。苦参、蛇床子、黄柏各 15 克,明矾 6 克。水煎熏洗,每日 1 次,10 次为 1 个疗程。③塌痒汤。鹤虱 30 克,苦参、威灵仙、归尾、蛇床子、狼毒各 15 克,煎汤熏洗。临洗时加猪胆(2 个)汁更佳。每日 1 次,10 次为 1 个疗程(外阴溃疡者忌用)。④蛇床子散。蛇床子、川椒、明矾、苦参、百部各 15 克,煎汤熏洗后坐浴。每日 1 次,10 次为 1 个疗程(外阴破溃者去川椒)。

(2)局部用药:①以制霉菌软膏及栓剂效果最好,睡觉前外涂为佳。②3％克霉唑软膏及复方康纳乐霜均可使用。但注意复方康纳乐霜除含有制霉菌素及新霉素等抗生素外,尚含有少量皮质醇类药物,急性期止痒效果好,但不宜经常性大量使用。③可用磺胺或抗生素油膏外涂,每日 2 次。④樟丹蛤粉等量香油调匀外用,每日 2 次。⑤珍珠散。珍珠、青黛、雄黄各 3 克,黄柏 9 克,儿茶 6 克,冰片 0.03 克。共研细末外搽。

2. 糖尿病并发前列腺炎的临床治疗

糖尿病并发前列腺炎临床上并不少见,尤其 50 岁以上的糖尿病患者,极易引起前列腺肥大,增加发生炎症的机会,但往往容易被忽视。有些患者血糖经常处于高水平,排除了饮食、药物等原因外,最后从前列腺上找到了感染灶,经病因治疗后,血糖很快降到正常水平。由此可见,前列腺炎是糖尿病患者易被忽视的常见并发症之一。

本病可全无症状,但能引起持续或反复发作的泌尿生殖系感染。前列腺炎除侵犯前列腺本身外,还可累及尿道、上尿路、尿道腺和精囊腺,约80%患者同时伴有精囊炎。

前列腺长期反复炎症对性功能有不同程度的影响,有62%患者出现程度各异的性功能障碍。在早期,性欲减退较为明显,常作为首发症状。由于前列腺长期炎症刺激和充血,腺体萎缩、分泌功能障碍,从而导致难以治愈的阳痿症。

遗精在本病患者中亦不少见,多伴有神经衰弱,使高级神经中枢得不到休息。部分患者有射精痛和血精。在部分不育症中,慢性前列腺炎是个很重要的原因。

(1)糖尿病并发前列腺炎急性发作检查注意事项:本病在急性炎症时,原则上禁忌按摩,直肠指检应轻柔慎重,以防细菌于按摩后进入血液,导致败血症。同时也禁用尿道器械检查。若病情需要,前列腺按摩只有在已使用足量抗生素,血内达到较高药物浓度时,才较安全,目的是防止炎症扩散和避免加重糖尿病病情。

(2)糖尿病并发前列腺炎抗菌药物选择:抗生素中,复方新诺明在前列腺中能达到较高浓度,抗菌作用明显,为首选药物。用法:每次2片,每日2次(每片含TMP 80毫克,SMZ 400毫克),口服。经治疗,症状好转者可继续用药30

天,以巩固疗效。

可用氨苄西林加庆大霉素肌内注射或静脉滴注,1周后改用口服抗生素(如吡哌酸、氟哌酸、四环素等),直用至疗程满1个月。

选用青霉素、链霉素肌内注射,同时服用复方新诺明1.0克,每日2次,用药1周。

亦可选用红霉素静脉滴注,氯霉素口服。此外,新型青霉素Ⅰ与庆大霉素或卡那霉素合用,也是临床比较常用的有效抗菌药物。若用药48小时后病情仍不能控制,则应根据致病菌的药物敏感试验选用足量而敏感的抗菌药物。

3. 糖尿病性阳痿患者的临床治疗

将近90%的糖尿病患者有不同程度的性功能障碍。临床表现为阳痿、早泄、射精迟缓、逆行射精、性欲低下、月经紊乱,以至引起不育(孕)症等。

(1)一般治疗:对糖尿病性阳痿患者要详细了解病史,根据病情制定和完善治疗方案。

①如果糖尿病患者的阳痿起因于精神心理因素,则给予适当的心理学治疗和性指导,其效果可以和非糖尿病患者的一样满意。

②若糖尿病患者的阳痿系所用的药物所致,应减少该药的剂量或停用有关的药物,这类阳痿常能恢复正常。

③凡通过膀胱内压图、测定神经传导速度、动脉造影以及其他电生理检查,确诊糖尿病患者的阳痿是由血管阻塞所引起者,可试用手术治疗。

④虽然大多数糖尿病患者的阳痿不能用药物或心理疗法治愈，但仍须帮助患者及其配偶排除臆断和误会，鼓励患者恢复正常的生活方式，加强夫妇间的密切关系和互相信任。了解有关糖尿病及其并发症的知识，使患者配偶懂得因为疾病的存在，患者面临着心理上的问题，需要理解。要重视糖尿病患者的饮食控制及降糖药的运用。时时警惕可能出现的各种并发症。这些注意点在糖尿病性阳痿的治疗中是很重要的。

⑤应该使患者夫妇懂得，糖尿病所伴发的阳痿不是永久不变的。勃起功能损伤程度常常随着时间的推移，时而减轻，时而加重，因此，夫妇双方不要放弃性接触，否则将会失去可能成功的同房机会。

(2)糖尿病性阳痿的手术治疗：对于那些用其他方法治疗失败的糖尿病性阳痿患者，可以考虑采用阴茎内植入支撑物的手术，以解决患者的性生活问题。但应该认识到，糖尿病患者的手术切口愈合常较困难，伤口容易感染，手术的危险性比一般患者要大。但是，不管怎样，对于经过严格选择的患者来说，施行此类手术还是值得的，它可能会解决患者性生活的一些问题，而这些问题是难以用其他方法解决的。对此，凡符合以下情况的糖尿病性阳痿患者适宜选用手术治疗：①对自己的性能力仍然十分自信者。②因糖尿病性阳痿而出现明显情绪抑郁者。③因糖尿病性阳痿影响了家庭生活的和谐者。④性欲、射精功能尚未严重损害及无外科禁忌证者。

(3)糖尿病性阳痿患者治疗注意事项

①最忌情绪波动。因为精神因素既可治病,亦可致病,所以解除思想负担,调节情绪极其重要。

②切忌滥服药。有的患者认为中药的壮阳药能治好阳痿病,于是就毫无禁忌地大量长期服用,其结果阳痿不但未治愈,反而出现了一些阴虚火旺的其他疾病。这是因为中医需要辨证论治,阳痿有阳虚、阴虚、阴阳两虚之别;还有因气郁(精神因素)属实不属虚者,所以滥用补阳药必然会导致对机体的危害。到目前为止,世界上还没有发现一种治疗阳痿的特效药。相反,医学家们却发现了能诱发阳痿的药物至少有40多种,如利舍平、阿托品、呋塞米等。虽然这些药物不会使每一个服用者都发生阳痿,但是对于性功能减退者来说,应该慎用。

③切忌盲目行动。阳痿的发生不但影响了正常的性生活和生育,亦会影响夫妻间的感情,故患者很烦恼。为了急于治病求成,到处求医,服用"偏方""验方",结果病情不但没有减轻,反而加重了。有些患者试用理智进行同房,结果失败了。亦有些患者因害羞而对此事置之不理,耽误了治疗。因此,衷心告诫患有阳痿的人们,这些盲目行动是不可取的,必须到医院去查明病因,尽快治疗,切不可讳疾忌医。

(十五)其　他

1. 糖尿病合并口腔疾病的预防治疗

口腔症状可作为发现糖尿病的线索。许多糖尿病患者出现口干口渴,口腔黏膜瘀点、瘀斑、水肿,口内烧灼感。有的患者在舌体上可见黄斑瘤样的小结节，与糖尿病患者皮肤上的黄斑瘤一样。凡出现这些症状时，要考虑糖尿病的可能性。临床经验提示：口腔症状常是糖尿病的表现，比口外症状可靠。一般葡萄糖耐量降低的患者，常有口干多饮、炽热感、牙龈肿痛、牙齿叩痛。有的患者还可有口唇干燥、牙龈自动出血、牙周袋形成及牙齿松动。X线检查可见牙槽骨吸收现象，多数糖尿病患者或接近其边缘的患者均有这种现象。

此外，口腔的各种感染都会使糖尿病的病情恶化，而病情的恶化反过来又可以加重口腔感染。

（1）糖尿病患者并发的口腔疾病种类

①龈炎、牙周炎。糖尿病患者常出现牙龈充血、水肿、糜烂、出血、疼痛。牙周部位可发生牙周脓肿、牙周袋形成，并有脓性渗出。

②口腔黏膜病变。其表现为口腔黏膜干燥，常有口干、口渴，唇红部可见燥裂。齿龈、舌黏膜的糜烂及小溃疡、疼痛，容易发生感染性口炎、口腔白色念珠菌病。

③牙槽骨吸收、牙齿松动脱落。随患者年龄增高而更为普遍。

④龋齿。在糖尿病患者中普遍存在。

⑤腭部炎症：进展的龋牙根尖炎及齿龈炎向多颗牙齿蔓延，引起发热、疼痛、肿胀及吞咽疼痛等症状。

⑥其他。易出现拔牙后愈合时间延长，拔牙后发生疼痛及炎症等。

（2）糖尿病并发口腔疾病的治疗方法：糖尿病并发口腔

疾病的治疗方法,可根据患者的具体情况选择应用。

①清洗、上药。当糖尿病患者牙周炎严重,血糖水平较高,一般情况很差时,暂不做其他处理。可先用0.15%氯己定液含漱,或2%～3%碳酸氢钠液冲洗清洁患处,然后局部涂以3%碘甘油。

②洁治术。当全口牙周组织炎症基本控制,应做初步洁治术,最好每半年至1年进行1次洁治术。

③刮治术、袋内壁刮术、龈切除术、龈翻瓣术等。全口洁治术后,牙周炎症基本控制、血糖水平稳定(接近正常即可)和全身状态较佳者,可选择治疗。

④切开引流。对牙周脓肿,需及时切开引流,以免炎症扩散。

⑤其他治疗。龋齿充填、根管治疗术、拔牙、牙的结扎固定术等,可根据患者不同情况酌情选用。

(3)糖尿病并发口腔疾病的治疗注意事项

①糖尿病病情被控制后,方能进行口腔各种治疗。

②对患者进行口腔治疗的时间应以早晨为宜,尤其较重的患者,应将口腔手术治疗时间排在早晨用药和早餐后1.5～3小时。

③避免一次就诊时进行各种治疗。候诊及治疗时间不宜过长。

④麻醉药或镇静药要根据患者具体情况谨慎使用。

⑤在口腔疾病局部治疗的同时,不要忽视抗生素全身的使用。

⑥为防治糖尿病患者的低血糖反应,诊室应备有葡萄

糖或其他糖类。

2. 糖尿病性骨质疏松症的防治

(1)积极控制糖尿病发展。如血糖控制满意,尿钙排出就会恢复至正常水平。

(2)应及时补充钙剂及适量维生素 D。活性维生素 D 治疗有效。

(3)大力提倡从饮食中补充钙,尤其奶制品含钙量高。小肠对食物中钙的吸收良好。

(4)要多晒太阳,以促进钙的吸收。

3. 妊娠糖尿病的预防和治疗

(1)孕前:请内科医师进行全面检查,根据病情决定能否怀孕。病情不允许生育的育龄妇女应采取可靠的避孕措施,已经怀孕者,宜尽早终止妊娠。

(2)孕期:经常与内科医师联系,协同处理。严密监测血糖、尿糖、指导胰岛素用量,调整饮食是治疗的关键。

①定期接受产前高危门诊检查,预约内科会诊时间,积极控制糖尿病,使血糖控制在 6.11～7.77 毫摩/升之间。严格控制饮食,每日热能以 30 千卡/千克体重计算,并提供维生素、钙及铁剂,适当限制食盐摄入量。如经饮食限制,能控制血糖在上述水平,孕妇又无饥饿感则为理想。

②住院病人按医嘱给予糖尿病饮食,使病人理解饮食治疗的重要性,每日除吃规定食物外,不得再进其他食物。每次配发膳食时应该核对供给量,并督促全部吃完,如有剩

余应退回营养室,以便计算热量。

③做好胰岛素治疗的护理。孕妇对胰岛素的需要量约为非孕期的一倍,而且有很大个体差异,按时测定尿糖及血糖以监测病情,保证用药剂量和用药途径准确无误。注射前核对,注射后严密观察,如有出汗、头晕、饥饿、手抖等症状,应立即测血糖判定是否低血糖,必要时可口服糖水或静脉推注 50％葡萄糖 40～60 毫升。

④预防感染。加强口腔及皮肤护理,发现疖肿或其他感染灶及时与医生联系,并给予适量抗生素。

⑤加强监护。监测胎心、胎动变化情况,评估胎儿宫内发育情况,评定胎儿成熟度。孕妇应于妊娠 35 周住院,在严密监护下待产,根据具体情况综合分析选择分娩时间及分娩方式。

(3)分娩期:一般在孕 37 周左右,以阴道分娩方式为首选。

①不论引产或剖宫产,术前静脉给地塞米松 5 毫克,每 8 小时 1 次,共 2 天,以减少新生儿呼吸窘迫综合征的发生。

②血糖应控制在正常水平,代谢紊乱基本纠正,无低血钾等情况,以最佳状况进入产程。

③加强产程及胎心监护,做好新生儿抢救准备。

④有产科指征者,应采用剖宫产手术,按手术前、后常规护理,一切操作按严格无菌程序。

⑤第三产程使用宫缩药,减少产后出血。在分娩或剖宫产过程中,血糖波动较大,为了能比较准确地调节血糖,可按 4 克葡萄糖加 1 单位胰岛素的比例给予补液。并定时

测定尿糖、尿酮、血糖,使血糖不低于 5.5 毫摩/升。

(4)产褥期:分娩后,应按血糖及尿糖情况重新调节饮食及胰岛素用量,一般产后 24 小时内,胰岛素的用量约为原来用量的一半,第二天以后为原用量的 2/3 左右。

①注意产后出血情况,加强会阴部或腹部创口护理,必要时要延长拆线时间。

②继续使用抗生素预防感染。维持水、电解质平衡。

③病情严重者不宜母乳喂养,提供人工喂养知识及退乳措施。

④糖尿病患者的婴儿,抵抗力弱,很容易发生反应性、低血糖,故产后 20 分钟开始定期滴服 50% 葡萄糖液。必要时静脉滴注 20% 葡萄糖,无论胎儿大小,一律按早产儿处理。

⑤做好出院指导及产褥期保健,使产妇具备育儿知识和自我护理能力,采取有效的避孕措施。

十、糖尿病的中医中药治疗

中医中药在改善糖尿病症状,防治其并发症方面有很好的疗效。中医的消渴病与西医的糖尿病基本一致。根据临床的症状和体征常把消渴分为上中下三消进行辨证论治。上消以肺燥为主,主要症状为烦渴多饮,口干舌燥;中消以胃热为主,主要症状为多食易饥,形体消瘦,大便干燥;下消以肾虚为主,主要症状为尿频量多,尿如脂膏,或尿甜,腰膝酸软,头晕耳鸣,皮肤干燥瘙痒。由于临床上糖尿病多饮、多食、多尿的症状常常同时存在，只是病变程度轻重不同而已，所以在临床治疗上还要根据具体病情，各有侧重同时三焦兼顾，三焦同治。

中医学认为，消渴主要由于素体阴虚，饮食不节，情志失调，劳欲过度所致。例如：①饮食不节：长期过食肥甘厚味，醇酒，使脾胃运化功能失职，积热内蕴，化燥伤津，而发为消渴。②情志失调：长期精神刺激，使肝气郁结，气郁日久化火，消耗肺胃之阴，使肺燥胃热，肺燥则治节失职，不能敷布津液，肺燥肾乏滋助，则肾阴亏虚，发为消渴。③劳倦过度：劳欲过度，房事不洁，肾精亏损，阴虚火旺，上蒸肺胃而发为消渴。

总的来说消渴主要是阴津亏耗，燥热偏盛所致。而以阴虚为本，燥热为标，二者往往互为因果，燥热甚则阴愈虚，阴愈虚则燥热愈甚。其病变主要在肺、胃、肾，而三者又互相影响，如肺燥阴虚，津失输布，则肾乏化源，胃热偏盛，则可灼伤肺津，而肾阴不足，阴虚火旺，又能耗伤肺胃之阴。若病情日久，阴损及阳，可见气阴两伤或阴阳俱虚，甚至出现肾阳不足，命门火衰的证候。

（一）中医辨证治疗和经典验方推荐

1. 糖尿病中医的辨证分型及对应方

中医治疗糖尿病积累了丰富的临床经验。中医采用辨证论治并应用中成药、针灸或偏方验方进行治疗，只要辨证治疗恰当，均能收到临床效果。

对糖尿病的治疗,中医根据辨证将糖尿病主证分为阴津亏虚、阴虚燥热、气阴两虚和阴阳两虚四型,实行辨证施治。

(1)阴津亏虚

主证:口干喜饮,食欲旺盛,自觉体力或精力较以前减退,大便干燥,舌边红,苔白或黄少津,脉弦细。本证早期以阴虚为主,常无明显燥热,"三多"症状不明显,故患者仍以口干喜饮,食欲旺盛,大便干燥为主要症状。

治法:滋阴增液。

方药:增液汤加味。葛根 15 克,生地黄、玄参、麦冬、天花粉、沙参各 30 克。

加减:急躁易怒者,加白芍、柴胡、枳壳各 10 克;眩晕失眠,血压偏高者,加川牛膝 10 克,珍珠母(先煎)、生石决明(先煎)各 30 克;大便干结者,加大黄(后下)3 克,枳实 10 克。

用法:水煎,每日 1 剂,分 2 次服用。

(2)阴虚燥热

主证:烦渴多饮,消谷善饥,尿频量多,大便干结,小便色黄混浊,舌红少津,苔黄而燥,脉滑数。

治法:滋阴清热。

方药:增液汤合白虎汤合消渴方加减。生地黄、玄参、生石膏(先煎)各 30 克,知母 12 克,黄芩、黄连各 10 克,葛根、沙参各 15 克。

加减:肺胃热盛者,加天冬 10 克,藕汁 30 克;大便干结重者,加大黄(后下)3 克;肝阳偏亢者,加生石决明(先煎)30

克,钩藤、白芍、栀子、牡丹皮各 10 克;湿热盛者,加苍术、黄柏各 10 克,生薏苡仁 15 克。

用法:水煎,每日 1 剂,分 2 次服用。

(3)气阴两虚

主证:口咽干燥,神疲乏力,不耐劳作,汗出气短,便干尿黄,舌体胖,舌色暗红,舌苔白或黄,脉沉细。

治法:益气养阴。

方药:生脉散加减。麦冬、五味子各 10 克,太子参、生地黄、葛根、山药各 15 克,生黄芪、黄精、玄参、天花粉各 30 克。

加减:兼心脾两虚者,加炒酸枣仁、茯苓、龙眼肉各 15 克;兼心肾两虚者,加炒酸枣仁 15 克,柏子仁 10 克,黄连 6 克;兼心肝两虚者,加当归 10 克,白芍 12 克,炒酸枣仁、枸杞子各 15 克;肺气阴虚明显者,加百合 15 克,沙参 30 克。

用法:水煎,每日 1 剂,分 2 次服用。

(4)阴阳两虚

主证:畏寒肢冷,气短乏力,腰膝酸软,颜面或下肢水肿,眩晕耳鸣,小便清长或淋漓不尽,或浑浊如脂膏,阳痿遗精,女子不孕,舌质暗淡,苔白,脉沉细无力。

治法:滋阴补阳。

方药:金匮肾气丸合水陆二仙丹加减。熟地黄、山药、泽泻、茯苓、黄芪、金樱子、枸杞子各 15 克,山茱萸 12 克,肉桂、附片各 6 克。

加减:小便频数,可加桑螵蛸、益智仁各 15 克;阳痿遗精者,可加阳起石、淫羊藿各 10 克;脾肾阳虚,五更泄泻者,可用四君子汤加减;心肾阳虚,全身水肿、心悸气短者,可用真武汤加减;心阳虚损,胸闷作痛,心悸气短者,可用瓜蒌薤白汤加味。

用法:水煎,每日1剂,分2次服用。

2. 糖尿病经典验方推荐

(1)祝湛予验方选

方药:(基本方)苍术10克,玄参20克,黄芪20克,山药10克,生地黄20克,熟地黄20克,党参15克,麦冬20克,五味子6克,五倍子10克,生龙骨(生牡蛎代)30克,茯苓15克。每日1剂,水煎,分2次服用。

适应证:用于糖尿病气阴两虚兼血瘀者。

(2)谢海洲验方选

方药:黄芪、沙参、二冬各20克,葛根、石斛、天花粉、生地黄、生山药、生石膏、乌梅各30克,玄参、知母各15克。每日1剂,水煎,分2次服用。

适应证:用于糖尿病。

(3)关幼波验方选

方药:淫羊藿15克,生黄芪、杭白芍各30克,生甘草、乌梅、葛根各10克。加减:肺热甚者,可选加生石膏20克,川连6克,石斛10克,天花粉15克,玉竹10克,麦冬、沙参各20克;夜尿频数者,选加川续断、补骨脂、五味子、菟丝子、芡实、鹿角霜各10克;气血虚者,选加党参、黄精各20克,当归10克,生地黄、熟地黄各20克,白术、山药、何首乌、阿胶各10克。每日1剂,水煎,分2次服用。

适应证:用于糖尿病。宜长期服用,随病情变化而加减。

(4)董德懋验方选

方药:黄芪、杭白芍、桑枝各 15 克,地龙、怀牛膝、生地黄、当归、山药、茯苓各 10 克,防风、川桂枝、独活各 6 克,炙甘草 5 克。每日 1 剂,水煎,分 2 次服用。

适应证:用于糖尿病合并多发性神经根炎。

(5)王景春验方选

方药:当归、丹参各 30 克,赤芍 50 克,红花 10 克,玄参、忍冬藤各 100 克。每日 1 剂,水煎,分 2 次服用。

适应证:用于糖尿病性坏疽。

(6)张继有验方选

方药:党参 15 克,麦冬、石斛、生地黄各 20 克,五味子、甘草各 10 克,天花粉、女贞子、枸杞子、知母、金樱子各 25 克,生石膏 50 克。加减:阴虚为主,畏热不甚,渴不剧者去石膏 50 克,知母 25 克,加重滋肾之品;血糖不降,加苍术 10 克,玄参 20 克;尿糖不降,加黄芪 20 克,山药 10 克;心火盛加黄连、白薇各 10 克等。每日 1 剂,水煎,分 2 次服。

适应证:用于消渴病(糖尿病)。

(7)盛国荣验方选

方药:人参、天花粉、葛根、金银花、知母、麦冬、玄参各 10 克,黄芪、怀山药各 20 克,芡实 16 克,乌梅、五味子各 8 克,生石膏 60 克(另包)。先煎石膏去渣,将汤分 2 次,煎上药,每日 1 剂,分 2 次服用。

适应证:用于糖尿病燥热伤气阴虚损者。

(8)宋鹭冰验方选

方药一:薏苡仁 24 克,藿香、杏仁、白豆蔻、法半夏、厚朴、大腹皮、陈皮、焦栀、淡豆豉各 10 克,滑石 12 克,通草 9 克。每日 1 剂,水煎,分 2 次服用。

适应证:用于消渴(糖尿病)脾虚湿热困阻、气不化津者。

方药二:白豆蔻 9 克,藿香、佩兰、知母、滑石、薏苡仁各 10 克,生石膏 15 克,法半夏、苍术各 6 克,通草 3 克。每日 1 剂,水煎,分 2 次服用。

适应证:用于湿热交结、湿从燥化者。

(9)郭士魁验方选

方药一:知母 12 克,胡黄连 9 克,天花粉 25 克,牡丹皮、生栀子各 10 克,菟丝子、生地黄、生石膏、五味子各 30 克,玄参、枸杞子各 18 克,黄连粉 3 克(冲服)。每日 1 剂,水煎,分 2 次服用。

适应证:用于消渴(糖尿病)阴虚型。

方药二:党参、生地黄、菟丝子各 25 克,马尾连、鸡血藤、红花、泽泻、栀子、乌梅各 10 克,降香 15 克,赤芍、玉竹、天花粉、郁金各 18 克。每日 1 剂,水煎,分 2 次服用。

适应证:用于消渴合并胸痹者。

3. 糖尿病中医治疗古方推荐

(1)黄肥瓜蒌:取 1 颗,以酒 1 盅洗之,取瓤,去皮、子,煎成膏,入白矾末 50 克,和丸如梧桐子大,以粥饮下 10 丸,每日 3 次。适用于糖尿病消渴热盛或心神烦乱者。《圣惠方》

(2)消渴茶:麦冬、玉竹各 15 克,黄芪、通草各 100 克,茯苓、干姜、葛根、桑白皮各 50 克,牛蒡子 150 克,干生地黄、枸杞根、银花藤、薏苡仁各 30 克,菝葜 24 克。上药共研末,调匀。另外取黄白椿皮、白皮根切细,煮取浓汁,和入药粉,捻成饼子,每个 15 克,中心穿孔,晒干,挂通风处,每次取 1 个,放炭火上炙(勿焦),捣研碎末,水煎代茶,也可放少量食盐。适用于糖尿病"三多"症状。《千金要方》

(3)黄连丸:黄连、生地黄各 500 克。绞地黄汁渍黄连,取出晒干,再入汁中,使汁吸尽,晒干为末,炼蜜丸如梧桐子大,每服 20 丸,每日 3 次。适用于糖尿病无并发症者。《千金要方》

(4)六味地黄丸:熟地黄、干山药、山茱萸、白茯苓、牡丹皮、泽泻。共研粉末,炼蜜丸,每丸 6 克,温开水送服,每日 2 次。适用于后期糖尿病,有眼目昏花、腰酸腿软等症状者。《小儿药证直诀》

(5)黄芪六一汤:炙黄芪 300 克,甘草(半生、半炙)50克。共研细末,开水吞服,每次 6 克,每日 2 次。适用于糖尿病并发疮、疽、疖,阴部多汗、瘙痒。《太平惠民和剂局方》

(6)七味白术散:白术、葛根、茯苓、人参各 30 克,甘草40 克,木香 7 克,藿香 15 克。研细末,每服 10 克,每日 3 次。适用于糖尿病日久,小便甜者。《六科准绳方》

(7)玉女煎:石膏 15 克,知母、牛膝各 5 克,熟地黄 9 克,麦冬 6 克。水煎服,每日 2 次。适用于糖尿病胃热阴虚,牙痛齿松,口舌生疮,烦热口渴等患者。《景岳全书》

(8)玉泉丸:麦冬、天花粉、葛根各 12 克,人参 9 克,茯苓15 克,乌梅 10 克,甘草 6 克,生黄芪 20 克。水煎服,每日2～3 次;或炼水丸,每丸如梧桐子大,每服 20 丸,每日 3 次。适用于糖尿病消渴多饮者。《沈氏尊生书》

(9)玉泉散:葛根、天花粉各 10 克,五味子 9 克,生地黄、麦冬各 15 克,甘草 6 克,糯米 50 克。水煎服,每日 2 次;或炼水丸,每丸如梧桐子大,每服 20 丸,每日 3 次。适用于糖尿病烦渴多饮者。《百代医宗》

(10)玉液汤:生黄芪 20 克,葛根、知母、天花粉、生山药各 12 克,生鸡内金 10 克,五味子 6 克。水煎服,每日 2 次。适用于糖尿病无并发症者。《医学衷中参西录》

(11)沙参麦冬汤:沙参、麦冬、天花粉各 15 克,玉竹、生扁豆各 10 克,生甘草 6 克,冬桑叶 12 克。水煎服,每日 2 次。适用于糖尿病燥伤肺胃,津液亏损而见咽干口渴等症者。《温病条辨》

(12)菟丝子丸:菟丝子、鹿茸、附子、肉苁蓉、桑螵蛸各 10 克,五味子 6 克,鸡内金 15 克。水煎服,每日 2 次;或炼水丸,如梧桐子大,每服 20 丸,每日 3 次。适用于糖尿病肾虚小便多者。《世医得效方》

(13)黄芪汤:黄芪 30 克,生地黄、麦冬各 15 克,瓜蒌根、茯苓、五味子各 10 克,炙甘草 6 克。水煎,每日 1 剂,分 2 次服。适用于糖尿病口干口渴者。《医部全录》

(14)增液汤:生地黄、麦冬、玄参各 15 克。水煎服,每日 2 次。适用于糖尿病阴虚津液不足所致大便秘结,口渴口干者。《温病条辨》

(15)生脉散:人参 6 克,麦冬 15 克,五味子 10 克。1 剂煎 3 次,1 日服完。适用于气阴两虚所致口渴咽干、乏力多汗之糖尿病患者。《内外伤辨惑论》

(16)二冬汤:天冬 6 克,麦冬 9 克,天花粉、黄芩、知母、

荷叶各3克,人参、甘草各2克。水煎服,每日2次。适用于上消,渴而多饮之糖尿病患者。《医学心悟》

(17)白虎汤:知母18克,石膏30～45克,炙甘草6克,粳米18克。水煎至米熟,去渣,分3次服。适用于糖尿病口干舌燥、烦渴引饮、大汗出患者。《伤寒论》

(18)竹叶石膏汤:竹叶15克,石膏30克,麦冬、粳米各15克,半夏9克,人参、炙甘草各5克。水煎,去渣,入粳米,煮米熟,汤成去渣,温服。每日1剂,日服2次。适用于消渴病胃热炽盛,消谷善饥者。《伤寒论》

(19)生地八味汤:生地黄、麦冬各9克,荷叶、山药、知母、牡丹皮各6克,黄芩、黄连、黄柏各3克。水煎服,每日2次。适用于糖尿病中消症,消谷善饥者。《医学心悟》

(20)滋萃汤:黄芪、山茱萸各15克,生地黄、山药各30克,生猪胰子(切碎)90克。前四味煎汤,送服猪胰子一半,煎渣时再送服另一半,治消渴病。若中、上二焦积有实热,可先服白虎汤加人参汤数剂,将实热消去多半,再服此汤。《医学衷中参西录》

(21)左归饮:熟地黄9克,山茱萸(畏酸者少用之)、山药、枸杞子各6克,炙甘草3克,茯苓4.5克。水煎服,每日1剂,日服2次。适用于消渴病之真阴不足所引起的腰酸遗精、阳痿、口燥咽干、口渴多饮者。《景岳全书》

(22)右归饮:熟地黄9～60克,山芋3克,山药、炙甘草、枸杞子、杜仲(姜制)、肉桂各6克,制附子9克。水煎服,每日1剂,日服2次。适用于消渴病常神疲乏力、腰酸腿软、阳痿遗精、下肢水肿者。《景岳全书》。

(二)降血糖中草药和中成药

1. 临床常用的降血糖中草药

(1)黄芪:本药具有明显的强心功效,对正常心脏亦有加强收缩作用,对因中毒或疲劳的心脏其强心作用更为显著。此外,它还能保护肝细胞,防止肝糖原减少,促进肝细胞再生;有降压作用;并可使冠状血管和全身末梢血管扩张,改善皮肤血液循环及营养状况;略有降血糖功效。

(2)人参:本药能促进机体的新陈代谢,增强机体对外界不良刺激的抵抗力。它能降低血糖及肾上腺素或高渗葡萄糖所致的高血糖;对四氧嘧啶糖尿病犬或雄性大鼠有一定的保护作用,能轻度降低血糖,但不能阻止发病与死亡。人参提取物还有调节血糖水平的作用。人参皂甙的降血糖机制似不同于胰岛素和苯乙双胍,它既能抑制四氧嘧啶对动物胰岛 B 细胞的破坏,又能促进残存胰岛 B 细胞的分泌功能,停药后仍可维持其降糖作用 1~2 周。

(3)枸杞子:据实验研究,枸杞子有降低血糖和降血压的作用;并有促进肝细胞再生和抗脂肪肝的功效。

(4)玄参:本药有扩张血管作用;并有降低血糖和降血压的功效。

(5)地黄:生、熟地黄均有降低血糖的作用。地黄煎剂口服、浸膏及由醇浸液提取的地黄素皮下注射,均可降低家兔血糖。醇浸膏肌内注射能降低由静脉注射葡萄糖引起的高血糖。

(6)生山药:本药所含的淀粉酶,有水解淀粉为葡萄糖的作用,对糖尿病有一定疗效。

(7)地骨皮:本药含有不饱和和必需脂肪酸、亚油酸、亚麻酸等。它具有抗脂肪肝的作用,能抑制中性脂肪在肝脏合成,促进中性脂肪移向血流,因而保证了肝脏维持正常血糖的生理功能,达到降低血糖控制病情之目的。地骨皮煎剂给家兔灌服,使血糖先升高然后持久降低,平均降低14%,对注射肾上腺素引起的高血糖虽无明显对抗作用,但可缩短高血糖的持续时间。地骨皮对实验性糖尿病小鼠胰岛 B 细胞的形态、结构损害有一定的减轻作用。

(8)葛根:本药含多糖淀粉,遇水膨胀而胶着,有缓解局部刺激的作用,涂敷局部能消炎症,内服可消肠炎。它具有强力解热作用,能降低血糖,还能缓解肌肉痉挛,可治项背强直。

(9)黄精:本药含黏液质、淀粉及糖等。它有抗脂肪肝、降低血糖及降低血压的作用,并能防止动脉粥样硬化;对足、股癣有较好的疗效。兔灌服黄精浸膏后血糖含量先渐渐增高,然后降低,血糖的暂时增加,可能是由于其中所含的糖类所致。黄精浸膏对肾上腺素引起的血糖过高有显著抑制作用。

(10)玉米须:本药含糖类、苹果酸等,有利尿、降血压的功效。它可促进胆汁分泌,降低血液黏稠度,并可增加血中凝血酶原,加速血液凝固。其发酵制剂对家兔有非常显著的降血糖作用。

(11)五味子:本药对中枢神经系统有兴奋作用,能改善人的智力活动,提高工作效率。它可促进新陈代谢,增强机体对非特异性刺激的防御能力,并能降低血糖。

(12)知母:本药有解热、抗菌、镇痛及祛痰作用,能降低神经系统的兴奋性。对实验性糖尿病的小鼠,静脉注射知母水溶性提取物,可降低血糖。

(13)苍术:本药含有大量的维生素 A 物质,可用以治疗缺乏维生素 A 所引起的夜盲症及角膜软化症。动物实验证明,它有抑制血糖作用,大剂量可使血压下降。

(14)玉竹:本药有强心作用,并可降低血糖。

(15)茯苓:本药有利尿、镇痛作用;能促进钾、钠、氯等电解质的排出,可能是抑制肾小管重吸收的结果。有降低血糖的作用。

(16)黄连:本药的根茎含有多种生物碱,主要成分为小檗碱(即黄连素)。黄连具有抗菌消炎、抗病毒、抗原虫作用,其抗菌力强,抗菌效果明显,并能增强人体的免疫功能。它有降低血糖的作用,其降糖机制是抑制肝糖原异生或促进外周组织的葡萄糖酵解;拮抗升糖激素作用亦与降血糖有关,能促进胰岛 B 细胞再生及功能恢复。本药同时有降压、降血脂及抗感染作用,对防止糖尿病的并发症亦有作用。小檗碱有抗血小板聚集作用,有利于改善糖尿病患者的凝血异常。本药也用于癌症的辅助治疗。

(17)泽泻:本药具有显著的利尿作用,用药后除尿量增加外,尿中钠、氯、钾及尿素排出量也增加。它的多种成分对实验性高胆固醇血症有明显的降血清胆固醇作用和抗动脉粥样硬化作用。实验证明,泽泻能改善肝脏脂肪代谢而具有保肝作用。泽泻具有轻度降血糖作用,用药后 3～4 小时,血糖降至最低点,较给药前降低 16%。在心血管方面,泽泻有轻度降血压作用,中度增加冠状动脉血流量及松弛主动脉平滑肌作用,并能轻度抑制心肌收缩力。故本药在临床上可治疗肾性水肿、高脂血症及糖尿病等。

(18)田三七:实验观察证实,田三七提取物能降低四氧嘧啶糖尿病小鼠的血糖水平。同时,它可使饥饿性小鼠血糖轻度升高;而注射葡萄糖引起高血糖时,也能降低过高的血糖,显示它对动物血糖有双向调节作用。

(19)桔梗:本药具有降血糖、降血脂作用。家兔灌服桔梗的水或醇提取物,均可使血糖下降。连续灌服给药,对实验性四氧嘧啶糖尿病兔的降糖作用更为显著,降低的肝糖原亦可恢复正常,且能抑制食物性血糖上升。醇提取物的作用较水提取物强。桔梗粗皂苷尚能降低大鼠肝脏内胆固醇的含量,增加胆固醇及胆酸的排泄。

(20)五加皮:本药具有抗炎作用,其机制主要是抑制白细胞趋化、溶酶体酶等炎症递质的释放或其致炎作用。动物实验表明,五加皮具有抗疲劳和抗应激作用。以五加皮醇浸膏连续灌胃,可抑制四氧嘧啶所致大鼠血糖升高,说明具有抗实验性高血糖作用。

(21)淫羊藿:本药具有抗冠心病心绞痛作用;能降低血压及抑制血小板聚集;还有抗衰老、降血糖、镇静抗炎、止咳平喘和明显促进软骨生长的作用。

(22)白术:本药内含挥发油、维生素 A。有利尿、降血糖、抗凝血及强壮作用。

(23)菌灵芝:为保肝降血糖药。本药能调节自主神经功能,降低胆固醇,升高白细胞,提高机体的抗病能力。

(24)丹参:本药能扩张冠状动脉,增强血流量,从而改善心肌收缩力、调整心律及改善微循环;能提高机体耐缺氧能力,促进组织修复与再生;能抑制凝血,降血压,降血糖;有镇静作用。

(25)虎杖:本药清燥热,止消渴。糖尿病热象明显者,可选虎杖为君药。《药性论》称其"治大热烦躁止渴"。据报道,给家兔静脉注射从虎杖中提取的草酸,可引起低血糖,提示其有降糖作用。

(26)番石榴:有报道,将其叶制成二甲双胍服用,治疗各型糖尿病患者175例,总有效率为81.7%～84.6%;并有降血压及降血脂作用,故尤宜于兼有此类疾病者。它的有效成分可能是黄酮类化合物。本品对非胰岛素依赖型患者有效,对胰岛素依赖型患者无效,提示其作用并非直接改善了胰岛B细胞的分泌功能,而可能是提高了周围组织对糖的利用。

(27)黄皮:其叶分离出的一种呋喃香豆精类化合物——黄皮香豆精,能降低正常和四氧嘧啶高血糖小鼠的血糖水平,也能对抗肾上腺素的升血糖作用,但对血乳酸浓度则无影响。作用机制尚待研究。

(28)刺五加:本药对血糖似有调节作用,既能使食物性及肾上腺素性高血糖症的血糖降至正常,降低由四氧嘧啶引起的大鼠糖尿病的尿糖量,又可使因胰岛素引起的低血糖症者的血糖增加。

(29)绞股蓝:绞股蓝提取物对正常小鼠血糖无明显影响,但对四氧嘧啶糖尿病小鼠则有明显的降血糖作用,能明显改善老年大鼠糖耐量低下,而对老年大鼠空腹低血糖又有一定预防作用。

(30)白芍、甘草:有人报道用甘芍降糖片(即甘草与白芍煎汁浓缩再烘干压片)治疗糖尿病。每日用量相当于生甘草8克,生白芍40克,制成12片,分3次服,结果有效率74.8%。提示该药对非胰岛素依赖型的糖尿病患者,有降低血糖和减少尿糖的作用,但不能完全代替外源性胰岛素的功能。

(31)荔枝核:其主要成分是皂苷、鞣质、α-亚甲环丙基甘氨酸,后者给小鼠皮下注射可使血糖下降。研究荔枝核对大鼠四氧嘧啶糖尿病的作用,证明它能有效地调节糖尿病的代谢紊乱,降血糖效果显著,且无明显毒性。但其降血糖机制尚有待进一步研究。

(32)女贞子:本药的提取物(暂名女贞素)对四氧嘧啶高血糖小鼠有显著降血糖效果,但作用短暂,停药后血糖即开始回升。

(33)桑叶:本药能显著降低四氧嘧啶和肾上腺素性实验高血糖。

(34)桑根皮:本药的水提取物有降血糖作用。从提取物中分离的一种聚糖,在很低剂量时即可对正常及四氧嘧啶糖尿病小鼠产生明显的降血糖作用。

(35)昆布(海带):昆布多糖对小鼠正常血糖和实验性高血糖均有肯定的降低效应。

(36)金果榄:本药具有降血糖作用,水提取物中的苦味成分似为有效部分,有机溶媒(氯仿或石油醚)提取物则无效。

(37)苍耳子:本药分离的一种苷类物质 AA$_2$ 有显著降血糖作用。作用机制与胰岛素不同,而与苯乙双胍相似。苍耳子由 C、H、O、S 四种元素组成的结晶性物质,以及羧基苍术苷,均有明显降血糖作用。其作用机制及临床价值尚待进一步研究。

(38)石膏:本药功用为清热泻火、除烦止渴。所含微量元素以铬、锌、锰较高,这些元素的缺乏与糖尿病的关系较为密切。其中铬能协助胰岛素发挥作用;锌存在于胰岛细胞内,对血糖的调节和胰岛素的储存起肯定作用;锰缺乏可致胰岛 B 细胞减少及颗粒丧失,糖耐量降低,葡萄糖利用率相应降低。因此,石膏具有降血糖作用。

(39)仙鹤草:药理研究表明,仙鹤草素具有降低血糖的作用。仙鹤草还有迅速消除蛋白尿及尿中红细胞的作用。

(40)蚕蛹:本药味甘,性温,能泻膀胱相火,引清气上升于口,止消渴。

(41)白扁豆:本药能健脾养胃,配花粉治消渴多饮。它所含锰、锌较高,是治疗糖尿病常用的药物。

(42)蜂乳:能降低正常及四氧嘧啶糖尿病大鼠的血糖水平,并能部分对抗肾上腺素对正常小鼠的升血糖作用。

(43)千屈菜:国外报道,千屈菜的叶、茎、花的几种提取物能降低家兔血糖,但根的提取物无效。

(44)甘蔗:从甘蔗制备的粗红糖中提取的一类非糖成

分,可抑制高糖饮食大鼠血清三酰甘油、过氧化脂质和胰岛素含量的增高。1985年国外报道,从甘蔗汁分离出6种聚糖,分别命名为Saciharans A、B、C、D、E、F,均能明显降低血糖,且作用随剂量加大而增强。

临床上常用的降血糖中草药还有:黄芩、黄柏、山栀子、大黄、赤小豆、竹叶、乌梅、酸枣仁、党参、西洋参、生晒参、砂仁、鸡内金、麦芽、莲子肉、糯米、鬼见愁、赤芍、当归、川芎、泽兰、蛇床子、沙苑子、桑螵蛸、怀牛膝、冬虫夏草、杜仲、龟版、鳖甲、巴戟天、仙茅、马齿苋、浮萍、龙骨、藕汁、草薢、桃树胶、附子、远志、芦根、佩兰、海蛤壳、石榴皮、苏木、菝葜、蛇葡萄根、防风、薏苡仁、紫草、金樱子、旋覆花、何首乌、五倍子、桑葚、凉粉草、老鼠耳、猪苓、金钱草、尖安杜鹃、暴马丁香、石榴树根皮。这些中药均有不同程度的降血糖作用,可供临床参考选用。

2. 糖尿病中成药的辨证选用

中成药治疗糖尿病不仅服用方便,还有减轻临床症状,调节糖及脂类代谢紊乱,有效防治并发症的作用,但中成药的选择要辨证论治。

(1)阴虚津亏型:表现为口渴多饮,五心烦热,小便黄,大便干或伴有盗汗。适合的中成药有六味地黄丸、麦味地黄丸、杞菊地黄丸、天王补心丹、左归丸。

(2)气阴两虚型:表现为神疲乏力,气短懒言,口干口渴,五心烦热,腰膝酸软。适合的中成药有玉泉丸、参苓白术丸、生脉胶囊。

（3）阴阳俱虚型：表现为口渴多饮，夜尿多，畏寒神疲，四肢无力，五心烦热，汗多易感冒。适合的中成药有金匮肾气丸、右归丸、五子衍宗丸。

（4）湿热困脾型：表现为头晕头沉，纳差，脘腹胀满，大便黏滞，小便黄，口中黏腻。适合的中成药有四妙丸、葛根芩连丸。

（5）血脉瘀滞型：表现为口渴不欲饮，肌肤甲错，妇女月经色暗。适合的中成药有血府逐瘀口服液，大黄䗪虫丸、活血通脉胶囊、复方丹参片

（6）痰湿瘀阻型：表现为体胖、四肢沉重、神疲易睡、口中黏腻。适合的中成药有二陈丸、六君子丸、牛黄清心丸、礞石滚痰丸。

（三）并发症的中医治疗

1. 糖尿病患者便秘的中药治疗

糖尿病患者由于血糖升高使大肠水分减少，易引起便秘，尤其是老年糖尿病人活动量少，食用含纤维素的蔬菜减少，亦可导致便秘。可采用中医辨证论治。

（1）气虚便秘：大便干燥，日久不行，虽有便意，难于便出，气短乏力，倦怠懒言，或有肛门脱垂，面色及唇甲少华，舌淡苔薄白脉弱，治疗以补气健脾，润肠通便的黄芪汤加减，方药如下：生黄芪30克，陈皮10克，火麻仁10克。每日1剂，水煎，分2次服用。

（2）血虚便秘：大便干结，形体消瘦，头晕心慌、唇甲淡

白、舌红少津或舌质淡、脉细无力,治疗以滋阴养血,润肠通便的润肠丸加减,方药如下:当归 10 克,生地黄 20 克,火麻仁 10 克,桃仁 10 克,枳壳 10 克,瓜蒌仁 10 克。每日 1 剂,水煎,分 2 次服用。

(3)胃肠实热积滞:大便干结,小便短赤,口干,口中异味。或伴有腹胀或腹痛,舌红苔黄燥,脉滑数。治疗以清热润肠之麻子仁丸加减,方药如下:火麻仁 10 克,大黄 10 克,枳实 10 克,厚朴 10 克,杏仁 10 克,白芍 15 克,甘草 6 克。每日 1 剂,水煎,分 2 次服用。

2. 糖尿病并发腹泻的中医治疗

腹泻多由外感寒热湿邪,内伤饮食情志,脏腑失调等形成脾虚湿滞所致。以下是中医辨证分型治疗。

(1)湿热泄泻:表现为腹痛泄泻,泻下急迫,或泻而不爽,气味臭秽,肛门灼热,口渴,小便黄。治以清热利湿的葛根芩连汤。方药:葛根 10 克,黄芩 10 克,黄连 6 克,生薏苡仁 20 克,藿香 10 克,佩兰 10 克。每日 1 剂,水煎,分 2 次服用。

(2)暑湿泄泻:表现为泄泻清稀,甚如水样,肠鸣腹痛,脘闷食少。治以芳香化湿,解表散寒之藿香正气散。方药:藿香 10 克,大腹皮 10 克,紫苏 10 克,桔梗 6 克,陈皮 10 克,茯苓 10 克,白术 10 克,厚朴 10 克,半夏 10 克,神曲 10 克,白芷 10 克。每日 1 剂,水煎,分 2 次服用。

(3)肝郁泄泻:表现为胸胁胀满,嗳气食少,每因情志恼怒,或情绪紧张而发生腹痛泄泻,攻串作痛,治以抑肝扶脾之痛泻药方。方药:陈皮 10 克,白术 10 克,白芍 15 克,防风

6克。每日1剂,水煎,分2次服用。

(4)伤食泄泻:表现为腹痛肠鸣,泻下臭如败卵,泄后痛减,脘腹胀满,不思饮食,治以消食和胃之保和丸。方药:神曲10克,山楂10克,茯苓10克,陈皮10克,连翘10克,半夏10克,莱菔子10克。每日1剂,水煎,分2次服用。

3. 糖尿病皮肤疖肿的中医治疗

糖尿病患者很容易因血糖控制不好而发生皮肤疖肿,在稳定血糖的同时以中药治疗往往效果显著。

(1)中药内服多以清热解毒为主,常用的中药有:金银花15克,连翘15克,蒲公英30克,紫花地丁10克,牡丹皮10克,大青叶10克,板蓝根10克。每日1剂,水煎服。

(2)外洗中药有:马齿苋30克,金银花20克,连翘20克,生甘草10克。加水1 500毫升,水煎外洗,每日2次。

4. 预防糖尿病口腔并发症的中药汤剂

糖尿病可并发多种口腔并发症,预防的方法是饭后刷牙,保持口腔卫生。而用中药汤剂可以帮助预防口腔的并发症,常用的中要有:生石膏15克,牡丹皮10克,升麻6克,黄连6克,当归10克,生地黄10克。每日1剂,水煎,分2次服用。

5. 糖尿病颜面潮红的中药治疗

中医学认为糖尿病阴虚为本,燥热为标。糖尿病性颜面潮红表现为面颊及下颌部皮肤发红,但不发热。中医辨证为阴虚内热,虚火上炎,同时还可伴有口干舌燥,目赤耳鸣,心烦,手足心热,舌红少苔,脉细。治疗可用滋阴降火的知柏地黄丸。其方药:知母 10 克,黄柏 10 克,茯苓 10 克,泽泻 10 克,牡丹皮 10 克,生地黄 20 克,山药 10 克,山茱萸 10 克。每日 1 剂,水煎,分 2 次服用。

6. 糖尿病患者皮肤真菌感染的中药外洗治疗

可以根据患病部位的不同,选择湿敷、外洗、坐浴等方法,每次 20～30 分钟,每日 1～2 次,如有破溃者,要避开。常用的外洗方药有:苦参 20 克,黄柏 20 克,蛇床子 30 克,白芷 10 克,蒲公英 30 克,生甘草 10 克。水煎,凉后外洗。

7. 糖尿病针灸治疗的辨证选穴

糖尿病分为上中下三消。

上消:选少府、太渊、肺俞、心俞穴。

中消:选内庭、三阴交、脾俞、胃俞、胰俞穴。

下消:选太溪、太冲、肝俞、肾俞、胰俞穴。

主要穴位为肺俞、膈俞、足三里。如伴烦渴多饮可配肺俞、意舍和承浆;伴多食善饥便秘可加胃俞、丰隆;伴有耳鸣时可加关元、肾俞;乏力少气可加三阴交、阴陵泉。

8. 禁忌针灸治疗的糖尿病患者

针灸治疗可以减轻糖尿病患者症状和并发症,但在发生下列情况时不适合针灸治疗。

(1)糖尿病患者合并皮肤感染或者溃疡时不适合针灸治疗。

(2)患糖尿病的孕妇。

(3)饥饿、劳累和精神紧张时不适合马上进行针灸治疗。

(4)糖尿病患者在合并糖尿病酮症酸中毒或糖尿病高渗性昏迷等急性代谢紊乱时不适合针灸治疗。

(5)晕针的患者不适合针灸治疗。

(6)月经期间,如月经素来正常者不宜针灸。

十一、糖尿病患者安全用药

1. 安全用药的定义

世界卫生组织的一项调查显示,全球的死亡病人中有1/3不是死于疾病本身,而是死于不合理用药。我国的情况也不容乐观,根据卫生部药物不良反应监测中心的数据,全国有12%～32%的用药者存在不同程度的不合理用药。每年5 000多万住院病人中至少有250万人与药物不良反应有关,引起死亡约达19万之多,平均每天死亡约520人。

安全合理用药就是根据患者的具体情况,运用药理学知识、临床医学知识,选择最佳的药物和最合适的制剂类型(如片剂、针剂等),制定或调整适当的给药方案(包括药物的剂量、给药方式、给药间隔时间和疗程、用药时间等),以达到安全有效地防治疾病。简单地说就是在正确的时间、以正确的剂量、正确的药物,通过正确的途径给予正确的用药。

2. 正确阅读药品说明书

药品说明书是对药品主要特征的介绍,含有药品的安全性和有效性等重要科学数据、结论及其他相关信息，是患者安全用药的主要依据。但是，有相当一部分患者看不懂药品的说明书导致不能合理使用药物，长期不合理用药不仅可能起不到治疗疾病作用，反而会给身体带来伤害。因此，如何正确地阅读药品说明书，并以此指导自己合理地服用药物是一个很重要的问题。读药品说明书时要着重注意该类药品的适应证、可能引发的不良反应、服用时的注意事项、禁忌证、用法和用量、药物相互作用等。

现介绍药物的通用名、商品名（品牌名）和别名等有关知识。

通用名：即国际非专有名称，指在全世界都可以通用的名称。如阿司匹林。任何药品说明书上都应标注通用名。选购药品时一定要弄清药品的通用名。

商品名（品牌名）：许多生产厂家或企业为了树立自己的形象和品牌，往往给自己的产品注册商品名，以示区别。

别名：由于一定历史原因造成某种药曾在一段时间使用过一个名称，后又统一改为现今的通用名，那个曾使用一段时间、人们已习惯的名称即称为别名。例如，解热镇痛药中的对乙酰氨基酚为通用名，扑热息痛为别名，泰诺林、百服宁、必理通等为商品名。

药物的有效期：药物的有效期长短跟其成分的稳定性有关。西药的有效期普遍设定在 2～3 年，这是因为西药成分比较单一，稳定性容易控制，目前西药有效期最长的可达到五年。中成药的有效期一般只有 2 年甚至更短，除了成分复杂外，把中药制成包衣、颗粒剂等也是导致其更难保存的原因。少数容易挥发、降解的药品一般有效期在半年到一年半。

药物的药效降低10％即被认定为失效。如果家藏的药物保管得当，稍微超过有效期，还可能保持原有疗效，或稍微降低。但药物降解本身可能产生一些不良成分，因此药物超过有效期原则上应停止使用。

药物的不良反应与副作用：药物不良反应就是正常剂量的药物用于预防、诊断、治疗疾病时出现的有害的、与用药目的无关的反应。药物不良反应的诱发因素有非药物性及药物性两类。前者包括年龄、性别、遗传、感应性、疾病等；后者包括药物的毒副作用、药物的相互作用以及赋形剂的影响等。因此，同一药物的不良反应，在不同年龄、不同性别、不同种族、不同适应证的病人中可能表现不尽相同，所以药物不良反应是不可预知的。

药品的不良反应，也称副作用，或副反应是指药品按正常剂量服用时所出现的与用药目的无关的其他作用。这些作用本来也是其药理作用的一部分。例如，阿托品具有解除胃肠道平滑肌痉挛作用，同时也具有扩大瞳孔的作用。当患者服用阿托品治疗胃肠道疼痛时，容易产生视物不清的副作用。药品不良反应包括药品的副作用（副反应），还包括药品的毒性作用（毒性反应）等；副反应只是药品不良反应中的一部分。一般情况下，药品的副作用程度较轻，如果有的人副作用程度很重，就要考虑改用别的药。

患者初次服用某种药品，一般要从较低剂量开始，服用后仔细观察疗效和有没有副作用；如疗效、副作用不明显，可适当增加剂量,但不能超过最大治疗剂量。增加剂量后更要密切观察有无不良反应。

3. 糖尿病患者常见的错误用药方式

(1)同类降糖药联用:有患者服用一种降糖药物血糖控制不好,就再加用一种,两种若仍不能达标,就三种甚至四种口服降糖药物一起服用,以达到一个"累加效应"。这样盲目地增加口服药,有可能不但达不到增加药效的作用,反而会使药物的"副作用"得到累加。

目前,临床上主张的药物联合应用原则一般是:同一类药的不同药物之间避免同时应用;不同类型的药物可以两种或三种联用;胰岛素可与任何一种口服降糖药物同用。不同类型药物的降糖机制不同,合用可起到药效互补的作用,从而通过不同途径发挥更大的降糖作用。

大多口服降糖药的降血糖作用不是立竿见影的,尤其α-糖苷酶抑制剂、噻唑烷二酮类和双胍类药物,往往需要几天或几周才能较好发挥作用,所以用药后常常要观察一段时间。

(2)自行加大降糖药物剂量:许多患者为了快点将血糖降下来,往往擅自多药联合、超剂量服用,这样不仅使药物副作用增加,而且容易矫枉过正,引发低血糖,甚至出现低血糖昏迷,非常危险。

(3)酒后服用降糖药:不少糖尿病患者因为酒后服药不慎,发生低血糖休克而送往医院抢救的病例屡见不鲜。

酒精和粮食一样,进入消化道后会很快转化成葡萄糖,使血糖快速升高,并传递出饱腹感,导致酒后进食量减少。但与粮食不同的是,酒精还会刺激胰岛素分泌,这种胰岛素的分泌与 2 型糖尿病患者血糖的升高并不合拍,通常大量饮酒后 30～60 分钟血糖会达到高峰,而人体的胰岛素常常在饮酒后 2～3 小时才达到高峰。如果酒后立即服用降糖药,药效也会在 2～3 小时后达到高峰,这两个高峰叠加,就会导致来势凶猛的低血糖。

低血糖症状表现为心慌、出汗、疲乏无力,甚至烦躁、意识混乱等,但这些低血糖症状常被醉酒反应掩盖,不易与醉酒区别,以致即使发生了严重而持久的低血糖,而患者往往浑然不觉,最终发展成低血糖休克。如果不及时治疗,可能会导致脑组织不可逆的损害,严重者甚至有生命危险。

另外,如果大量饮酒,还可能影响口服降糖药的药效,二甲双胍等口服降糖药与酒精在体内相遇,可能有乳酸中毒的危险。因此,糖尿病患者饮酒后要尽快进食主食(需减量 25 克)。餐后 4～5 小时如无常规进餐,则应吃些零食;酒后 30 分钟至 1 小时再服降糖药;饮酒时药物应适量调整,并及时检测血糖。尽量不要饮用高度酒,可以选用红葡萄酒(不超过 120 克/日)或啤酒(不超过 250 克/日)。

(4)血糖正常擅自停药:糖尿病患者经药物控制后症状消失、血糖降至正常,但这并不意味着糖尿病已痊愈,还应继续用药维持,饮食控制和体育锻炼也决不能放松,切忌擅自停药。否则会造成高血糖卷土重来、病情恶化。此时,再用原来的剂量就不够了,而需要增大剂量甚至要多种降糖药联合治疗。

(5)频繁换用口服降糖药:很多口服降糖药的糖尿病患者服用一种药物没几天,发现血糖、尿糖下降效果不明显,就认为所服药物无效,赶紧换另外一种降糖药,然而这种做法并不科学。因为药效的发挥有一个循序渐进的过程,随着用药时间的延长,药效才能显现出来。有些降糖药(如胰岛素增敏剂)服至半个月到一个月才会达到最大的降糖效果。

合理的方法是:根据血糖逐渐调整服药剂量,服至该药的最大有效量,血糖仍不下降或控制不理想时,再改用其他药物或与其他药联用。

4. 磺脲类降糖药导致低血糖应对措施

磺脲类降血糖药引起的低血糖反应,往往不像胰岛素那样容易被人们认识,常会延误治疗,而且低血糖反应持久,难以纠正,故死亡率高。尤其是年老、体弱、营养不良、进食量减少、活动量增多、内分泌功能减低及肾功能障碍的糖尿病患者,服此类药物后容易发生低血糖反应。目前,由于医务人员及病人受到有关糖尿病防治的教育,因低血糖而死亡者显著减少。

对低血糖昏迷者应立即静脉注射 50%葡萄糖注射液 40 毫升,严重者应皮下注射肾上腺素 0.5～1 毫克,或静脉注射氢化可的松 100 毫克,然后以 200 毫克氢化可的松溶于 10%葡萄糖注射液 500 毫升内,静脉滴注维持。

应注意,低血糖被纠正后,有可能再次或多次重复发生低血糖昏迷。病人苏醒后应每 1～4 小时给予甜食,观察数日，不少病人需持续静滴葡萄糖溶液数日，才能避免陷入低血糖昏迷。

5. 漏服降糖药的补救措施

一些患者服用降糖药很随意，有的想什么时候服就什么时候服，有的觉得漏服一两次降糖药没关系，还有些患者漏服药物后，想当然地补服或加服。实际上，目前运用于临床的口服降糖药有多种，其服药时间、漏服药物后的处理方法都不同，治疗方案一旦经医生拟定后，就应长期严格坚持。

在常用的降糖药中，需在饭前服用的药物有磺脲类药物（如格列齐特等）；需与第一口饭同时服用的药物为 α-糖苷酶类；为克服胃肠道反应，双胍类药物可在进餐时或饭后服用。否则，一方面达不到应有的降糖效果；另一方面，又可能造成低血糖的发生。

另外，如果偶尔漏服药物，应该考虑当时的具体情况，再酌情处理，一般应遵循两个原则：一是所服降糖药的类型，二是发现漏服的时间。例如，本应餐前服用的磺脲类药物，吃完饭才想起来药还没吃，此时可以抓紧补服，也可临时改服快速起效的降糖药；但如果已到了快吃下顿饭的时候才想起来，这时肚子已空，如果补服或者和下顿饭前的药物一起服用，有可能由于药物作用太强而引起低血糖。对于这种情况，轻度和中度血糖升高的患者，可以改用长效的口服降糖药，如格列齐特缓释片等。

6. 中西药合剂消渴丸服用注意事项

消渴丸是目前应用较多的药物，由黄芪、地黄、天花粉以及格列本脲(优降糖)等成分组成,值得注意的是:有的人误认为消渴丸是中药制剂,因此随意加大剂量,造成不良后果,最常见的是引发头晕或昏迷。

因为消渴丸中的格列本脲才是把血糖降下来的有效成分。如果糖尿病患者服用消渴丸的同时还服用格列本脲或磺脲类降糖药,就会增加对肾脏的毒性,还易出现低血糖。

格列本脲有许多副作用,肾功能不全、酮体阳性及肝炎患者不宜服用,否则会加重原有病情。

7. α-葡萄糖苷酶抑制剂导致的低血糖应对措施

α-葡萄糖苷酶抑制剂,一般应在进餐吃第一口食物的同时咀嚼服用。单独服用一般不会引起低血糖,但与胰岛素、磺脲类等降糖药物联用时,一旦出现低血糖反应,须静脉注射葡萄糖治疗,口服糖块无效。

这是因为使用阿卡波糖后患者体内分解蔗糖的 α-糖苷酶被抑制,服下蔗糖或用蔗糖制成的糖果后,不能在肠道内迅速分解成单糖,故短时间内血糖难以提高。

由于服用 α-糖苷酶抑制剂(如阿卡波糖)后其作用时间可持续 4 小时,由此类药物引起的低血糖不能用蔗糖来缓解,必须直接服用葡萄糖。因此,服用 α-糖苷酶抑制剂(如阿卡波糖)的糖尿病患者(包括联合用药的患者)必须随身携带一些葡萄糖,以备不时之需。

8. 服用 α-葡萄糖苷酶抑制剂时的禁忌食物

α-葡萄糖苷酶抑制剂可抑制糖类的分解、吸收,增加了糖类在肠中的发酵时间,若与蔗糖或含蔗糖的食物(如甘蔗、甜菜等)同服,则易引起腹胀、腹痛甚至腹泻。

9. 噻唑烷二酮类降糖药的禁忌人群

格列酮类药物是 20 世纪 80 年代开始应用于临床,属于噻唑烷二酮类,胰岛素增敏剂类。噻唑烷二酮类药物可增强胰岛素在骨骼肌、肝脏及脂肪等组织靶细胞敏感性,减轻胰岛素抵抗。目前,国内常用的药物有罗格列酮(文迪雅)和吡格列酮(艾汀)。

由于噻唑烷二酮类药物可以增加血管内容量,从而加重心脏负担,所以不适合心功能不全患者。对此,有学者提出以下 9 种情况应慎用:①有心力衰竭历史。②有心肌梗死历史。③左心室肥厚。④年龄大于 70 岁。⑤糖尿病史长于 10 年以上。⑥已有水肿或正服利尿药治疗。⑦使用后体重明显增加,大于 3 千克。⑧肾功能减退(血肌酐>2 毫克/分升)。⑨肝功能异常。

10. 儿童糖尿病患者的适宜降糖药

儿童糖尿病的治疗方法与成年患者基本相同。但对于 1 型糖尿病,必须用胰岛素治疗,来替代患者自身分泌的不足。对于 2 型糖尿病,往往首先控制饮食、加强运动,如果效果不好加用口服降糖药,再控制不住则需使用胰岛素治疗。

需要注意的是,由于少年儿童还处于成长阶段,因此选择的药品必须对生长发育无影响,目前经过临床验证的只有二甲双胍、罗格列酮和胰岛素三类药。并且,药量应根据儿童的体重减量使用。

11. 降糖药导致的过敏反应

临床上使用降糖药物时，一定要当心过敏。如格列本脲（优降糖）是临床上常用的磺酰脲类降糖药，有较强的降糖作用，但也容易引起过敏。磺酰脲类降糖药引起过敏的主要症状是：皮肤瘙痒、结节性红斑、多形性红斑、皮肤潮红、紫癜及剥脱性皮炎等；周身过敏反应较罕见，但可致死，表现为皮疹、发热、关节痛等。使用这些磺酰脲类降糖药物时，应注意过敏反应的发生。

其实不只是磺酰脲类降糖药物，就是胰岛素、低精蛋白锌胰岛素、阿卡波糖、伏格列波糖、马来酸罗格列酮、吡格列酮等降糖类药物，也会引起过敏，也应该注意。患者使用这些降糖药物时，要向医生讲述有无过敏史，并注意观察皮肤过敏症状。一旦出现过敏，如果症状严重，应该及时停药，改用其他降糖药物，必要时可使用抗过敏药物治疗。

12. 糖尿病患者慎用的抗生素

加替沙星是一种常用的第三代喹诺酮类广谱抗菌药，对革兰阴性菌和革兰阳性需氧、厌氧菌及不典型菌具有抵抗作用，通过生物转化最终经肾脏排出。临床上常用于肺炎、慢性支气管炎急性加重期、鼻窦炎等呼吸道感染和泌尿系统的感染等。有数据表明，使用加替沙星后低血糖的发生率比其他抗菌药高出 4 倍，而使用加替沙星出现高血糖的风险是其他药的 17 倍。

试验发现,使用抗生素后 30 天内,血糖调节异常最高的是加替沙星为 1.1%,其次是环丙沙星为 0.3%,左氧氟沙星为 0.3%,莫西沙星和二代头孢菌素都是 0.2%,而最低的是大环内酯类,仅为 0.1%。虽然目前对加替沙星导致血糖异常的机制还不清楚,但大都认为可能是该药能够促进胰岛素的释放导致低血糖,而促使胰岛 B 细胞空泡化降低胰岛素水平从而导致高血糖。

对于老年人(特别是大于 75 岁的老人),患有糖尿病、肾功能能低下和近期服用过降血糖药物的人来说,使用加替沙星可导致威胁生命的血糖调节异常,应引起高度注意。糖尿病患者不应使用加替沙星,左氧氟沙星也应慎用。糖尿病患者应选择对血糖调节影响较小的抗生素,如大环内酯类等。

13. 糖尿病患者服中药时的禁忌

服中药时的饮食禁忌也就是平常人们说的忌口。说明服药期间不可同吃某些食物,比如:常山忌葱;地黄、何首乌忌葱、蒜、萝卜;薄荷忌鳖肉;茯苓忌醋;鳖甲忌苋菜;蜜反生葱。此外,由于疾病的原因,服药期间,凡是生冷,黏腻,腥臭等不易消化及有特殊刺激性的食物,都应避免食用。高热患者还应该忌油。

14. 妊娠糖尿病患者禁用的中药

有些药物具有损害胎儿甚至堕胎,为妊娠禁忌药。禁用的药物大多毒性较强或药性猛烈,如巴豆、大戟、斑蝥、商陆、麝香、三棱、莪术、水蛭、虻虫等。

有些中药具有活血通经、行气破瘀等作用,以及辛热的药物,如桃仁、红花、大黄、枳实、附子、干姜、肉桂等,妊娠糖尿病患者也应慎用。

15. 煎中药器皿的选用

煎药最好用沙锅,忌用铁器,由于沙锅的化学性质比较稳定,不会于药物中的有效成分发生化学反应,影响疗效。而铁锅煎药,可以使药中含有的鞣质化合成鞣酸铁,或其他成分。中药里含有生物碱,必须和鞣质或其他有机酸结合才能溶于水,如果鞣质损失很多影响生物碱的利用,会降低药物的有效成分和治疗效果,甚至改变药物的性能,危害人体,所以煎药不能用铁器。

16. 掌握好服中药的时间

适时服药是保证药效的重要方面,具体服药时间应根据胃肠道吸收情况,以及患者病情需要和药物性质决定。

(1)需空腹服的中药:因清晨空腹时胃肠内没有食物,可以避免药与食物混合,从而充分发挥药效,所以驱虫药、峻下逐水药、攻积导滞药均宜空腹服用。

(2)需饭前服的中药:饭前胃肠道空虚,有利于药物迅速消化吸收,多数药物特别是补益药和治疗胃肠道疾病的药物均宜饭前服。

(3)需饭后服的中药:饭后胃内含有大量食物,可以减少药物对胃肠道的刺激,所以健胃消食药以及对胃肠道有刺激的药宜饭后服。病在胸膈以上者,作用于上焦的药,也宜饭后服药。

(4)需睡前服的中药:为适应人的生理规律而发挥药效的药物宜睡前服。如安神药在睡前 1 小时服用,涩精止遗药宜睡前服,以治疗梦遗;缓下剂应在睡前服,以便次日清晨排便。

(5)需定时服的中药:对于一些定时发作的疾病,要在发病前服药才能够有效,如截疟药应在发作前 2 小时左右服用。

(6)需不拘时服的药物:病情急、病势凶险的疾病。

17. 中药的服用次数

(1)一般疾病服药次数多为每日 1 剂,每日 2 次或 3 次。如病情急重者,可每隔几小时给药 1 次,昼夜不停,使药力持久;病情较轻者,可以隔日服药或者煎汤代茶饮。

(2)服用发汗药、泻下药时,如果药力较强,一般以得汗得下为度,中病即止。

(3)呕吐的病人用药,应小剂量多次服用,以免发生呕吐。

18. 慎用添加西药成分的纯中药制剂

长期以来中成药一直深受很多糖尿病患者的喜爱。但也有不少人受"中成药无副作用,比西药安全"等错误观点的影响,不适当地应用和滥用中成药,以致病情反复、恶化。

治疗糖尿病的中成药分两大类:一是治疗性的,这类药里面大多含有降糖西药格列本脲或者苯乙双胍,其中以消渴丸为代表。二是调理性的,以纯中药成分为主,不含西药成分,降血糖效果很弱,甚至不能降低血糖。不过,这类药物大都具有益气养阴、生津止渴之功效,能起到辅助治疗的作用,可以改善糖尿病患者的皮肤瘙痒、夜尿多等症状。这类药物一定要在有经验的医师指导下使用。

对于号称"纯中药制剂"中成药的辨别办法很简单:只要用药后血糖明显下降,应立即怀疑是否掺加了西药,属于前一种,需要格外警惕;如果服药后血糖变化不大,则属于后一种。

第二章 食——糖尿病患者必知的饮食疗法

一、糖尿病患者饮食治疗基础知识

1. 糖尿病患者饮食治疗的重要作用及意义

目前国内外尚没有一种方法可以根治糖尿病,一旦患病,往往终身带疾。而糖尿病患者只有长期坚持合理饮食疗法,才能有效地控制血糖。

饮食疗法,可以减轻胰岛 B 细胞负担,有利于 B 细胞功能的恢复,从而达到降低空腹血糖和餐后血糖的目的,还可使肥胖者降低体重及增加胰岛素受体数目和敏感性。糖尿病饮食疗法通过摄入最低限度的糖类,来维持机体正常需要,同时减轻胰岛 B 细胞的负担,促进空腹血糖、餐后 2 小时血糖降至正常或接近正常水平,促进尿糖消失,从而有效地纠正糖代谢紊乱。因此,饮食疗法是糖尿病一切治疗的基础。

有的专家认为,单纯饮食治疗,比单用药物治疗更能有效地延长糖尿病患者的生命。尽管对这一观点尚有争议,但糖尿病饮食疗法的积极意义是不可否认的。

糖尿病饮食疗法对患者来说,不仅能治疗疾病,而且可达到营养平衡,改善机体营养状态,增强机体抵抗力。也可以说,合理科学的饮食调整,不但能控制糖尿病的病情发展,而且可以防止出现各种并发症。可见,糖尿病饮食疗法具有极其重要的现实意义。

2. 糖尿病患者饮食疗法的根本措施

早自 20 世纪 50 年代以来,中外治疗方案均以低糖类、高脂肪饮食为主。糖类的热能所占比例为全日总热能的40％以下,糖类每日总量 120～200 克;脂肪的热能占全日总热能的 30％～35％。这种饮食结构对糖尿病患者的胰岛功能并无益处。目前认为提高糖类量,降低脂肪比例的饮食,对改善血糖耐量有较好的效果。因此,目前糖尿病患者的饮食已改为适宜的糖类、低脂肪饮食。所谓糖类系指适当提高多糖含量,并非随意食用单糖或双糖类食物。糖尿病饮食疗法的主要手段有:

(1)合理节制饮食,摄取必需的最低热能。在适宜的总热能范围内要调节好糖类、蛋白质、脂肪三大营养素以及维生素和无机盐的平衡。糖尿病患者每日饮食中三大营养素所占全日总热能的比例为:蛋白质 15％,脂肪 20％～25％,糖类 60％～70％。

(2)只要掌握好规定的热能,糖尿病患者可以吃与健康人相同的食品,没有必要过分限制糖类。但要避免偏食,不要专吃高营养的食品,这一点应该引起重视。糖尿病患者的饮食疗法,原则上是保持健康时所必需的理想的饮食内容和质量,肥胖患者要保持标准体重。

(3)为了正确执行饮食治疗,患者要有效地利用食品交换表。在食品选择上要注意多吃低糖、低脂肪、高蛋白、高纤维素的食物,有足够的水分,少吃盐,减少胆固醇和饱和脂肪酸的摄入。

(4)糖尿病患者除了基础饮食所需的热能外,还要考虑劳动和活动量的热能需要。儿童、青少年、孕妇、乳母、老年人、特殊职业者及有并发症的糖尿病患者,应根据具体情况调整热能,确定饮食中对血糖变化有影响的三大营养素数量,即蛋白质每日1~1.2克/千克体重,脂肪每日1克/千克体重,糖类需求量由全日总热能中减去蛋白质及脂肪的热能后再除以4,即可得出其全日需要量。

3. 食物血糖生成指数——饮食治疗量化指标

食物血糖生成指数,是指含50克糖类的食物与相当量的葡萄糖在一定时间内(一般为2小时)引起体内血糖反应水平的百分比值。它反映了食物与葡萄糖相比升高血糖的速度和能力,是衡量食物引起餐后血糖反应的一项指标。我们把葡萄糖的血糖生成指数定为100;血糖生成指数>70的为高血糖生成指数食物,它们进入胃肠后消化快、吸收率高、迅速进入血液,导致血糖峰值高,但下降速度也快;血糖生成指数<55的为低血糖生成指数食物,它们在胃肠中停留时间长、吸收率低,吸收入血液后峰值低,下降速度较慢,引起餐后血糖反应较小。影响食物血糖生成指数的因素主要有两个方面。

一是加工烹饪方式：烹调不但可改变食物风味，也会改变食物的血糖生成指数。比如，淀粉的糊化程度越高，就越容易被消化吸收，血糖生成指数也就越高。生食物中的淀粉是以紧密结合的小颗粒形式存在的，机体很难消化分解；当淀粉颗粒在水和热的作用下不同程度地膨胀、破裂并分解，如煮粥时米粒渐膨胀、粥汤渐黏稠，即淀粉颗粒的糊化。粥煮的时间越长，糊化也越充分，就越容易被消化吸收而引起血糖迅速升高，血糖生成指数就越高。又如，食物的颗粒越小，越容易被酶分解，其血糖生成指数也越高，这就是为啥精制面粉食品血糖生成指数较高的原因。明白了这一点，我们就可注意：粗粮勿细作，蔬菜能不切就不切，尽量勿切得太碎或成泥状。

二是食物的成分：食物成分的不同也会对血糖产生影响。例如，豆类含直链淀粉高，很难糊化和消化，血糖生成指数低；大米、面粉含支链淀粉高，易糊化和消化，故血糖生成指数高；膳食纤维是天然屏障，可降低消化率，使血糖生成指数降低。而食物中蛋白质和脂肪的含量增多，也可降低胃排空及消化率，血糖生成指数也较低。但不管指数高低，高脂肪食物都应限量食用。所以，日常宜多选用富含膳食纤维的燕麦、豆类和叶、茎类蔬菜，适当增加蛋白质；还可将血糖生成指数高的与低的食物相搭配，制作成中血糖生成指数膳食。

4. 健康饮食习惯——糖尿病饮食治疗之根基

健康科学的饮食习惯可以迅速控制糖尿病的发展，对轻型糖尿病患者而言，比药物治疗还要重要；能达到扶正祛邪，提高人体自身免疫功能，增强抗病能力和预防并发症发生的作用。健康的饮食习惯包括以下几方面。

(1)饮食有节：饥饱无度，暴饮暴食是糖尿病饮食之大忌。因为进食过多，不仅加重胰岛细胞的负担，而且容易提前出现并发症。每次进餐不宜吃得太饱，要常带三分饥，适量进食，定时定量，这样的饮食习惯，既可减轻胰岛功能的负担，又可防止肥胖和其他并发症的发生。

(2)情绪愉快：愉快的饮食情绪与营养一样重要。专家们发现，当情志舒畅时进餐，各种消化液分泌增加，吃饭感觉味香可口，一方面有助于食物的消化与吸收，另一方面有利于血糖的稳定。若心情不畅时，食物嚼之无味，食欲明显下降，这是因为不良的情绪抑制了摄食中枢，而波动的情绪可引起交感神经兴奋，促使糖原分解，以致血糖水平升高，不利于病情稳定。进餐时应保持愉快的情绪，在饭桌上不要生气、恼怒，不议论使人不悦的事，养成健康的进食习惯。

(3)细嚼慢咽：吃饭细嚼慢咽可以使食物被牙齿磨得更细，唾液和食物充分混合，从而加强食物的消化与吸收，使营养被充分吸收利用，可增进糖尿病患者的健康。

(4)进食多样化：糖尿病患者在规定的总热能内，什么食物都能吃，进食多样化，才能保证摄取全面的营养素。要做到营养平衡，主食不能只用米饭，副食亦应该尽可能多种多样。患者应掌握一定的热能计算方法，了解自己每日每餐应吃的食物品种及数量，参考食品交换算法，选择合乎自己口味的食物。

(5)不挑食：常吃单调食物的糖尿病患者，易引起营养不良，饮食应合理搭配，取长补短，使营养丰富。并提高各种营养素的利用率。值得注意的是,饮食不要带有强制性,进餐时食物不宜过热或过冷,以免伤胃气。

(6)清淡饮食:从营养学角度来看,食品清淡有利健康。肥甘厚味不但影响消化功能,而且易引起糖尿病性高脂血症、糖尿病性冠心病、糖尿病性高血压等各种并发症。糖尿病患者进食不要过于油腻,调味品也不要过于浓烈。

5. 糖尿病患者每日食物量计算方法

糖尿病患者的饮食是按照其每日所需的总热能来计算的。总热量可以通过患者的标准体重、劳动量来计算。

标准体重可按下列公式计算:

男性体重(千克)=身高(厘米)-100-[身高(厘米)-150]/4

女性体重(千克)=身高(厘米)-100-[身高(厘米)-150]/2

劳动强度分轻、中、重三级。

如一位标准体重为 60 千克的糖尿病患者,从事轻体力劳动,他的日热卡应是 60 千克×30 卡=1 800 卡。老年患者可按照 1 000 卡+(年龄×8)的公式来计算。热卡分配:糖应占总热卡的 60%,蛋白质占 20%,脂肪占 20%。那么,这位患者的日需主食量(大米、白面等)为(1 800×0.6)÷4=270 克,蛋白质(1 800×0.2)÷4=90 克,脂肪(1 800×0.2)÷9=40 克。此外,患者还应将食盐控制在每日 10 克以下,盐敏感性高血压患者应将食盐控制在每日 7 克以下。每日饮酒最大限量为 30 度白酒 50 毫升,啤酒 200 毫升,干红葡萄酒 100 毫升,且应在餐后饮用(1 克糖类产生 4 卡热量；1克蛋白质产生4卡热量；1克脂肪产生9卡热量）。

糖尿病患者可根据自己的标准体重计算出每千克体重所需要的糖类、蛋白质和脂肪，以合理地安排饮食。由于大多数蔬菜属于高纤维食物，可以降低患者的血糖，所以，按上述计算方法进食的患者，若饭后仍有饥饿感，可以增加蔬菜如芹菜、洋葱、菠菜等的摄入量，同时还可适当地食用蛋白质类副食品，如瘦肉、蛋类、牛奶、豆浆等，也可从瘦猪肉和植物油中获得适量的脂肪，但肥胖者应少吃含脂肪多的食物。轻症患者可适当地吃些含糖量少的水果，如杨梅、菠萝、樱桃、草莓、梨、枇杷等，但不宜吃香蕉、苹果、糖果、果酱、蜜饯、糕点等含糖量多的食物，此外，还应摄入足量的微量元素及维生素。

6. 糖尿病患者全天主食量分配方法

全天主食量有4种分配方式。

(1)休息患者，每日200～250克。

(2)轻体力劳动患者，每日250～300克。

(3)中等体力劳动患者，每日300～350克。

(4)重体力劳动患者，每日400克以上。

总热能的全日分配需根据病情恰当安排。一般三餐分配按：早餐1/5、中餐2/5、晚餐2/5。少吃多餐者，除中午、晚上各进食100克外，其他均为50克。在每日的总热能及进餐次数形成规律后，三餐的分配量不得随意更改，三餐也不可当作两餐用，否则会打乱体内的代谢过程，对糖尿病的控制产生不利影响，因此每日的进食规律应坚持下来。

7. 糖尿病患者每日主食最低摄入量

主食是血糖的主要来源,用以维持体内血糖的日常所需。若不吃主食或进食过少,血液中葡萄糖来源缺乏,体内就必然要动用脂肪,脂肪分解生成脂肪酸,在体内氧化后释放出能量。由于脂肪酸产生过多,常伴有酮体生成,经肾脏代谢排泄,可出现酮尿。因此,无论正常人或是糖尿病患者,每日主食不能少于150克。

8. 了解日常主食五谷杂粮

五谷杂粮是我国人民的传统主食,通常是指水稻、小麦、玉米、大豆和薯类五大作物以外的粮豆作物。主要有:高粱、谷子、荞麦(甜荞、苦荞)、燕麦(莜麦)、大麦、糜子、薏苡仁、籽粒苋以及菜豆(芸豆)、绿豆、小豆(红小豆、赤豆)、蚕豆、豌豆、豇豆、小扁豆(兵豆)、黑豆等。

杂粮外皮中的植物粗纤维不但能果腹以减轻饥饿感,还能使葡萄糖吸收减慢,改善葡萄糖耐量试验,降低空腹血糖和餐后血糖的浓度;它还能降低血脂、防止便秘,预防心血管疾病、慢性胆囊炎、胆石症、结肠癌等并发症。特别是荞麦、麸皮对糖尿病、冠心病、高血压等疾病的食疗作用,目前已经得到了医学界、营养学界专家的肯定。

荞麦:荞麦是一种杂粮。荞麦面所含的蛋白质占7%~13%,比大米、白面含量丰富。从营养效价来看,小麦面的指数59,大米为70,而荞麦面则为80,个别地区的甚至高达92。荞麦中脂肪占2%~3%,脂肪中含有9种脂肪酸,其中最多的是油酸和亚油酸。油酸在人体内可以合成花生四烯酸,它有降低血脂的作用,因此常食荞麦可防治糖尿病性血脂紊乱症。

荞麦所含的微量元素和维生素等营养物质也是出类拔萃的。有资料报道,荞麦面含有维生素 B_1 和维生素 B_2 比面粉多 2 倍,烟酸多 3~4 倍。荞麦面中还含有为其他食物所不具有的芸香苷(芦丁)。芸香苷和烟酸有调节血脂紊乱的作用,是治疗高血压、冠心病的常用药物。荞麦面中所含的无机盐高于任何其他天然食品,含量为精白米和面粉的 2~3 倍。其中铁的含量为小麦面粉的 3~20 倍;镁的含量比大米、面粉高 1 倍。镁能使血管扩张、抑制凝血酶的生成,具有抗血栓的作用。

麸皮:麸皮含纤维素 18% 左右,还含有丰富的蛋白质、维生素、无机盐等营养素。但因其口感差,味道不佳,大多数人不习惯食用。如果将麸皮进行简单的蒸煮、加醋、适量糖,再干燥等加工,就能除去麸皮本身气味,使味道变香,食感清爽可口。常见的麸皮面包、麸皮饼干等大都是这样加工制成的。以麸皮为主要成分的系列食品是糖尿病患者最理想的高纤维食品,可以多食用。

9. 糖尿病患者杂粮食用原则

杂粮虽然是糖尿病患者较好的一种食物,然而,并不是吃的越多就越好的。如果杂粮吃得太多,一方面会影响消化,过多的纤维素可导致肠道阻塞、脱水等急性症状。另一方面长期过食粗粮,还会影响营养吸收,使人体缺乏许多基本的营养元素。一些特殊体质的人就不宜常吃粗粮,如以下人群应少吃。

(1)缺钙、铁等元素的人群:因为杂粮里含有植酸和食物纤维,会结合形成沉淀,阻碍机体对矿物质的吸收。

(2)患消化系统疾病的人群:如果患有肝硬化食管静脉曲张或是胃溃疡,进食大量杂粮易引起静脉破裂出血和溃疡出血。

(3)免疫力低下的人群:如果长期每天摄入的纤维素超过 50 克,会使人的蛋白质补充受阻、脂肪利用率降低,造成骨骼、心脏、血液等脏器功能的损害,降低人体的免疫能力。

(4)体力活动比较重的人群:粗粮营养价值低、供能少,对于从事重体力劳动的人而言营养提供不足。

(5)生长发育期青少年:由于生长发育对营养素和能量的特殊需求以及对激素水平的生理要求,粗粮不仅阻碍胆固醇吸收和其转化成激素,也妨碍营养素的吸收和利用。

营养师指出,吃粗粮很有必要,但一定注意粗细搭配,同时还要搭配营养丰富的食品。比如把粗粮熬粥或者与细粮混起来吃,搭配蛋白质、矿物质丰富的食品以帮助吸收。

10. 常见水果含糖量

糖尿病患者在享用水果之前,先了解各种水果的含糖量,可以更加科学合理地掌握好主食和水果的进食用量。

一般我们将水果分为高、中、低 3 个档次。高糖水果:香蕉、葡萄、荔枝、甘蔗、龙眼、红枣等;中糖水果:苹果、梨、橘子、草莓、桃、橙、猕猴桃、菠萝、李子等;低糖水果:西瓜、柚子、黄瓜、番茄、樱桃、柠檬等。糖尿病患者易食用中、低糖的水果,少食高糖水果。

11. 糖尿病患者水果选用原则

水果富含维生素、无机盐和纤维素,还含有较多的果糖和葡萄糖。糖尿病患者应该根据自己的具体情况和水果含糖量的高低选择食用。

(1)因为水果中含糖分较高,而且能迅速被机体吸收,易引起血糖升高,所以糖尿病患者病情尚未控制良好,血糖、尿糖均较高时,最好不吃水果。

(2)重症糖尿病患者尤其不宜吃过多的水果,以免病情恶化,在减少主食的情况下可以少量吃点水果。但必须注意血糖、尿糖的变化。

(3)如果患者平素就喜食水果,并且病情比较稳定时,可以吃适量的水果。吃水果的最佳时间在餐前一小时。若一次吃水果较多,应减少主食量。如食入 1 千克西瓜,应减少主食 50 克(1 两);如每日吃 200 克水果(梨、苹果、桃等)、可减少主食 25 克。总之糖尿病患者不宜多吃水果。

糖尿病患者一般可以选择含糖量低的水果,含糖量高(指含糖量在 14% 以上的水果)的水果最好少吃。

12. 糖尿病患者饮酒有危险

酒精能产生大量的热量,每克可产热量 7 千卡,但产生的热量很难被人体利用(只有 50% 以下被利用)。但酒精却能使血糖发生波动,尤其当空腹大量饮酒时,可发生严重的低血糖,而且醉酒往往能掩盖低血糖的表现,因此如果发生低血糖,不容易发现,非常危险。

糖尿病专家提醒患者,酗酒对糖尿病病情控制非常不利。这是因为一方面酒精损害人体胰腺,使人体内胰岛素在短时间内缺乏或过量,造成血糖过高或过低。另一方面,含酒精浓度高的酒不含其他营养素,长期酗酒会导致营养不良,并影响肝功能。酒还对某些降糖、降压、降脂药物有干扰作用,使药物作用减弱。

但在现实生活中,要让所有糖尿病患者完全禁酒很难,如要饮酒应注意以下事项。

(1)糖尿病患者允许饮酒的情况为:血糖控制良好,空腹血糖在 7.84 毫摩/升;非肥胖者;无糖尿病以外其他重要慢性疾病;无糖尿病并发症;无须口服降糖药物及注射胰岛素;肝功能正常者。

(2)每日一般允许摄入酒量:30 度烧酒 80 毫升,啤酒 400 毫升,葡萄酒 200 毫升,威士忌酒 70 毫升。此量为允许量,实际饮用时宜减半。

(3)饮酒不可扰乱饮食控制方案:饮酒的最主要危害是打乱和干扰饮食控制计划,因此在适量饮酒的同时一定要尽量使每日摄入的热能、各种营养成分的比例保持相对恒定,要避免进食不足或过量。

(4)须禁酒患者绝不可随便解禁:饮酒可以引起低血糖症、血糖波动过大、酮症酸中毒等多种并发症及糖尿病控制不佳。口服降糖药及注射胰岛素患者要禁酒。

13. 替代糖(甜味剂)种类及选用

糖尿病患者在选用任何甜味剂的时候,应考虑到总的热能和营养需要,要个体化,必要时可以向营养师、糖尿病专科医师咨询,以确定甜味剂的量和种类。

目前可以利用的甜味替代物是多种多样的,分为有营养性和非营养性两类。有营养价值的甜味物如果糖,在限制热能摄入时是不能用的。糖精、蛋白糖等甜味剂所含的热能很少,故被认为是非营养性的。

非营养性甜味剂,又称高甜度甜味剂,是甜味剂的重要品种。主要有以下几种。

(1)功能性单糖:高果糖浆、结晶果糖、L-糖等。

(2)功能性低聚糖:异麦芽酮糖、乳酮糖、棉子糖、大豆低聚糖、低聚果糖、低聚乳果糖、低聚乳糖、低聚异麦芽糖等。

(3)多元糖醇:赤藓糖醇、木糖醇、山梨糖醇、甘露糖醇、麦芽糖醇、异麦芽糖醇、氢化淀粉水解物等。

(4)糖苷:甜菊苷、甜菊双糖苷、二氢查耳酮、甘草甜素等。

(5)二肽类:甜味素(阿斯巴甜)、阿力甜等。

(6)蛋白质:索马甜、莫奈林、奇异果素等。

(7)蔗糖衍生物:三氯蔗糖(又称蔗糖精)等。

(8)人工合成甜味剂:糖精、甜蜜素、安塞蜜等。

这些甜味剂没有营养价值,只是增加甜度替代蔗糖用,所以儿童及孕妇最好不用。根据近二三十年研究,糖尿病人可以吃蔗糖(俗称白糖)。糖尿病不是因为吃糖太多引起。国外做过许多研究,只要把蔗糖的热卡计算在糖类总热量之中,不论是短期还是长期对血糖都没有影响。但如在规定的饮食热卡之外,再加上蔗糖则会使血糖上升。原则上不提倡吃蔗糖,因为一般人吃蔗糖,往往同时带进脂肪(巧克力、冰淇淋等),容易发胖,还是少吃为好。

14. 食物等值交换法

食物等值交换法是根据我国人民的饮食习惯及常用食物,将食物所含营养素的近似值分为六类,制订出每类食物的一个交换单位(份)的重量、热能及三大营养素的数量。患者可以根据临床医师给计算出的每日所需总热能及三大营养素的数量后,参考简单的食物交换表、选择个人食物种类的单位份数,安排适合个人口味的每日膳食。有关具体内容见(表9)。

表9 六类常用食物等值互换表

食物种类	重量(克)	互换食物
米面	50	可换相同数量的各种谷类,如玉米、玉米面、高粱米、麦片等
瘦肉	50	可换豆腐100~200克或豆腐丝50~60克、腐竹25~60克
鸡蛋	60	可换鸡肉50克,瘦肉50克,鱼肉50克,也可换等量的鸭蛋、鹅蛋等
牛奶	250	可换豆浆250毫升或豆粉25克
油	50	可换核桃仁65克,花生米75克,杏仁65克
蔬菜		3%含糖量的蔬菜500克可换2%含糖量的蔬菜750克或1%含糖量蔬菜1000克

二、糖尿病患者七大营养素摄取原则

1. 糖类的摄取

糖类又称碳水化合物。它可分为单糖类（葡萄糖、核糖、及细胞内脱氧核糖）；双糖类（蔗糖、麦芽糖、乳糖）；多糖类（淀粉类、纤维素、储存在肝脏内的糖原、各种食用糖和粮食）。

（1）人体摄入葡萄糖后的转化：人体摄入或自身合成葡萄糖，在机体需要能量和组织供氧充足时，才能被氧化分解，其最终代谢产物是二氧化碳和水。二氧化碳从肺呼出，水从肾脏排出。

（2）易升血糖的糖类：白糖、红糖、葡萄糖、麦芽糖、蜂蜜及用糖制成的果酱、糖果、果汁、甜点心等均属单糖、双糖，这两类糖易使血糖和三酰甘油升高，应该禁用。糖尿病患者宜选用含多糖类食物，各种粮食和薯类含的淀粉即属于该类。

（3）糖类摄取原则：葡萄糖是体内能量的主要来源，如摄入糖类过少，葡萄糖来源缺乏，体内供能时必然要动用脂肪和蛋白质。体内脂肪分解，酮体产生增多，若同时胰岛素不足，不能充分利用酮体时，则可发生酮症酸中毒。此外，人体内的主要脏器时刻离不了糖，如在休息状态下，脑细胞需要葡萄糖来维持正常的功能，人体每日将用去 100～150 克葡萄糖。故糖尿病患者每餐都要合理进食主食。

在胰岛素进入糖尿病临床治疗前，糖尿病患者中的糖类摄取极低，只占总热能的 10% 左右。目前，对糖类放宽了限制,已由原来的占全日总热能的 40% 增加到现在的 50%～65%,甚至有的到 70%,糖尿病患者每日可进食 200～350 克,折合主食 250～400 克,即 5～8 两,重体力劳动者还可适当更多。

(4)常用主食每 100 克含糖量:糖尿病患者应基本掌握日常食物所含的主要营养成分,尤其是含糖量,并要了解哪些食物可适当多吃,哪些食物应少吃或者禁吃,要做到心中有数,还要懂得营养价值相等食物的互换法(表 10)。

表 10　常用主食每 100 克含糖类量简表

主食种类	糖类量(克)	(千卡)	总热能(千焦)
稻米	75.9	348	1456
稻米(粳)	77.5	348	1456
面粉(标准)	71.8	346	1447.6
挂面(标准)	71.9	346.5	1449.8
面粉(富强粉)	75.8	341	1426.7
方便面	52.7	451	1886.9
面条(标准)	58.0	280	1171.5
面条(富强粉)	59.5	285	1192.4
小米	73.3	359	1502.1
玉米(干)	64.8	330	1380.7
玉米(鲜)	11.1	65	271.9
馒头(富强粉)	43.2	208	870.2
馒头(标准粉)	48.3	233	973.9

主食种类	糖类量(克)	(千卡)	总热能(千焦)
面包	53.2	270	1129.6
油饼、油条	47.7	316	1322.1
脆麻花	62.8	464	1941.3
面筋(炸)	11.6	428	1790.7
荞麦面	72.2	354	1481.1
麦麸	53.6	306	1280.3
黄米面	68.4	329	1376.5
红薯	27.7	119	497.6
高粱米(白)	75.8	660	2761.4

2. 蛋白质的摄取

蛋白质是一种含氮的高分子化合物,基本组成单位是氨基酸。参加蛋白质合成的氨基酸总共有 20 多种,其中 8 种必需氨基酸是人体不能自身合成的,必须由食物供给。赖氨酸、色氨酸、苯丙氨酸、甲硫氨酸(蛋氨酸)、苏氨酸、异亮氨酸、亮氨酸、缬氨酸,这 8 种必需氨基酸对人体的健康有着不可替代的作用。人体没有储存蛋白质的特殊场所,肌肉组织只是蛋白质的临时调节仓库,并经常处于自我更新之中。

(1)蛋白质缺乏的危害:正常情况下,每人每日进食 50克蛋白质即可。患糖尿病时,蛋白质代谢紊乱,表现为合成受阻,分解加速,出现糖异生作用,导致高血糖。一旦糖尿病患者的蛋白质消耗增多,而摄入的蛋白质不足以弥补消耗,收支不平衡,就会出现负氮平衡。长此下去,青少年糖尿病患者则生长发育不良,成年患者则消瘦、贫血和衰弱,抗病能力下降,极易并发各种感染性疾病。

(2)糖尿病患者每日蛋白质摄入量:糖尿病膳食中应补充足够的含蛋白质丰富的食物,一般蛋白质的需要量与正常人相当或稍高。糖尿病患者摄入多少蛋白质量为宜,应根据个体不同,具体对待。

①一般糖尿病患者每日每千克体重应摄入蛋白质 1 克,病情控制不好或消瘦者,可增至 1.2～1.5 克。以理想体重为 60 千克的糖尿病患者为例,则每日需 60～90 克蛋白质,其中 1/3 最好是优质蛋白质,如乳、蛋、瘦肉、大豆等。如果蛋白质中缺乏必需氨基酸,即使量足够多,甚至过多仍呈负氮平衡。因此蛋白质的需要量与质量关系密切。

②儿童、孕妇、乳母等糖尿病患者应考虑其生长发育及生理特点,适量增加蛋白质的供给。儿童糖尿病患者蛋白质的需要量为每千克体重 2～3 克;妊娠 5 个月后的糖尿病孕妇,每日应比成年人增加 15～30 克蛋白质。

③糖尿病合并肾病,肾功能尚未衰竭时,可以多进蛋白质,每日蛋白质的摄入量应为 80～100 克,最好选用动物类蛋白质。增加蛋白质的进食量时,钠的摄入量亦随之增加,所以要适当限制钠的进入量。

④糖尿病合并肾病,伴有肾功能不全及尿素氮很高的患者,应高度重视如何调整蛋白质的摄入量。体重 70 千克的患者每日可摄入 21 克蛋白质,21 克蛋白质产生 7 克尿素

从肾脏排出。若肾功能极差,每日 7 克尿素排出也困难时,则难以维持生命。此时可从尿中尿素排出量的测定来了解患者可以摄取蛋白质的量。如果每日摄入的蛋白质不能超过 21 克,此时应全部选用优质蛋白质,主要采用动物蛋白质。因为糖类的摄取必不可少,所以需要将所用米、面加工,去除所含植物蛋白质,制成无蛋白质食物。若每日摄入蛋白质为 30～35 克,则可用植物蛋白质 5～10 克。

⑤糖尿病肾病伴有氮质血症的患者,治疗上有一定矛盾。如果蛋白质摄入量不足,易发生低蛋白血症;蛋白质给予较多,宜加重氮质血症,因而要查尿素氮,以估计患者每日所能接受的饮食蛋白质含量。必要时可输血浆、白蛋白及氨基酸。多数专家认为,糖尿病肾病时,低蛋白饮食可减少尿蛋白的排泄,缓解肾功能的恶化。

⑥并发有胃肠消化吸收不良、结核病等其他并发症的患者,蛋白质的供应量应适当提高。而肝性脑病、尿毒症等并发症则要限制蛋白质的摄取量。

⑦糖尿病患者外伤后伤口不易愈合,为加速伤口愈合,患者饮食中必须有充足的蛋白质。

⑧鸡、鱼、肉、蛋、豆制品中含有丰富蛋白质,糖尿病患者在限制主食的时候也应相对限制食用量。因为蛋白质可异生为葡萄糖,如果摄入过多,血糖控制也不理想,对病情控制同样不利。

(3)日常食物中蛋白质含量:在生活中,每种食物的蛋白质含量各不相同,其每 100 克食物蛋白质的量见表 11。

表11 每100克食物蛋白质量

品种	含量	品种	含量	品种	含量
牛瘦肉	20.3	大豆	36.3	籼米	7.6～9.1
羊瘦肉	17.3	绿豆	23.8	粳米	6.2～7.9
猪瘦肉	15.7	红小豆	21.7	糯米	6.7
肥瘦猪肉	9.5	蚕豆(带皮)	28.2	富强粉	9.4
猪肝	21.3	豌豆(干)	24.6	精白粉	7.2
猪心	19.1	豆腐(北)	7.4	标准粉	9.9
猪肾	15.5	豆腐(南)	4.7	面条	7.4
鸡	21.5	油豆腐	24.6	挂面	9.6
鸭	16.5	豆腐干	9.2	大麦	10.5
小黄鱼	16.7	千张(百页)	35.8	小米	9.7
带鱼	18.1	腐竹	50.5	玉米	8.5
鸡蛋	14.7	油皮	44.8	大白菜	1.1
牛奶	3.3	花生仁(生)	26.2	小白菜	2.1
鱼松	59.9	核桃	15.4	冬瓜	0.4
虾皮	24.0～39.3	杏仁*	24.9	西瓜	0.3
对虾	20.6	芝麻酱	20	苹果	0.4
青虾	16.4	豆瓣酱	10.7	鸭梨	0.1
河蟹	14	豆豉	19.5～31.2	马铃薯	2.3
蛤蜊	10.8	粉皮	0.02～0.1	豌豆(鲜)	7.2

3. 脂肪的摄取

脂肪主要由硬脂酸、软脂酸和甘油组成,是人体结构的重要材料,在体内起到保护和固定内脏器官的作用。也是体内热能存储的最好形式。

（1）脂肪的作用：随着现代生活水平的大大提升，如今人们只要一提及脂肪高都马上会和高血压、冠心病等心脑血管性疾病联系起来，都认为脂肪对人体健康不利。其实脂肪是人体中不可缺少的一种重要物质，有着极其重要的生理功能。

①提供热能。每 1 克脂肪提供 37.7 千焦（9 千卡）热能，比蛋白质及糖类高出 1 倍多。

②供给人体必需脂肪酸。如亚油酸不能在体内合成，必须从膳食中摄取。

③促进脂溶性维生素的吸收利用。脂溶性维生素 A、维生素 D、维生素 E、维生素 K 等在脂肪存在的条件下，才能吸收利用。

④机体的能量仓库。脂肪组织具有双重任务，即脂肪被消化吸收后，它能将多余的"燃料"以三酰甘油的形式储存起来，当饥饿时分解利用，以满足机体各组织热能的需要。全身组织，除脑和血液中的红细胞外，约有一半的热能是由脂肪转化的。此外，充分利用脂肪，还可减少蛋白质的消耗。

（2）糖尿病患者的脂肪摄取量：糖尿病患者机体内的脂肪合成减少，分解加速，脂质代谢紊乱，从而引起血脂增高，甚至导致大血管和小血管动脉硬化。当脂肪摄入的种类与数量不当时，可使高脂血症、脂肪肝、高血压等并发症加速出现。所以，糖尿病患者应根据自身具体情况，合理科学摄取脂肪。

①一般脂肪的每日摄入量应占总热能的 20%～35%，

或者更低些,不宜超过 1 克/千克体重。因为高脂膳食能妨碍糖的利用。

②脂肪代谢本身就可产生酮体,容易诱发和加重酮症酸中毒。因此糖尿病患者不宜采用高脂肪饮食。每日脂肪用量超过 100 克者为高脂肪饮食,低于 50 克者为低脂肪饮食。

③肥胖的糖尿病患者应严格限制脂肪的摄入,每日不宜超过 40 克。消瘦患者可以相应提高脂肪的食入量。

④油脂的种类以选择不饱和脂肪酸为宜。这类脂肪酸具有降低血脂,预防动脉粥样硬化的作用,但不能超过摄入量。

⑤少用含胆固醇高的食物,每日从食物中摄取的总胆固醇量不宜超过 300 毫克。含胆固醇较多的食物有动物内脏、蛋黄、鱼子、肉类等。

⑥必需脂肪酸是人体代谢的重要物质,必须从食物中摄取。其能促使胆固醇转变和排泄,从而降低血液中胆固醇的浓度,对糖尿病患者有利。

(3)每 100 克食物中的胆固醇含量(毫克):见表 12。

表 12　每 100 克食物胆固醇含量

食物名称	胆固醇	食物名称	胆固醇	食物名称	胆固醇
猪肉(瘦)	77	粉肠	69	鸡蛋(全)	680
猪肉(肥)	107	火腿肠	70	牛肉(瘦)	63
猪脑	3100	兔肉	83	牛肉(肥)	194
猪舌	116	鸡肉	117	牛脑	2670
猪心	158	鸡肝	429	牛舌	102

食物名称	胆固醇	食物名称	胆固醇	食物名称	胆固醇
猪肝	368	鸡肫	229	牛心	125
猪肺	314	鸡血	149	牛肝	257
猪腰	405	鸭（普通）	80	牛肺	234
猪肚	159	鸭（填鸭）	101	牛腰	340
猪大肠	180	鸭肝	515	牛肚	132
猪肉松	163	鸭肫	180	牛大肠	148
小肚	58	羊奶	34	牛肉松	178
蒜肠	61	鸽肉	110	羊肉（瘦）	65
羊肉（肥）	173	松花蛋（全）	649	墨鱼	275
羊脑	2099	松花蛋黄	1132	鱿鱼（水发）	265
羊舌	147	鹅蛋（全）	704	甲鱼	77
羊心	130	鹅蛋黄	1813	对虾	150
羊肝	323	鹌鹑蛋（全）	674	青虾	158
羊肺	215	鹌鹑蛋黄	1674	白虾（小）	54
羊腰	354	大黄鱼	79	小虾米	738
羊肚	124	带鱼	97	虾皮	608
羊大肠	111	马哈鱼	86	虾子	896
牛奶	13	青鱼	90	鱼肉松	240
牛奶粉（全）	104	蟹子	985	螃蟹（全）	235
牛奶粉（脱脂）	28	蚬	454	蟹黄（鲜）	466
草鱼	81	蚶肉	238	猪油（炼）	85
白鲢	103	螺肉	161	牛油（炼）	89

续表

食物名称	胆固醇	食物名称	胆固醇	食物名称	胆固醇
黑鲢	97	海蜇头（水发）	5	羊油（炼）	110
鸡蛋粉	2302	海蜇皮（水发）	16	鸡油（炼）	107
鸡蛋黄	1705	海参	0	鸭油（炼）	55
鸭蛋（全）	634	鲤鱼	83	黄油	295
鸭蛋黄	1522	鲫鱼	93	冰淇淋	102
咸鸭蛋（全）	742	黄鳝	117		
咸鸭蛋黄	2110	鲫鱼子	460		

4. 维生素的摄取

糖尿病患者应全面补给维生素，食物中摄取不足时，应考虑药物制剂的补充。

(1)维生素的重要作用：维生素是人体不可或缺的营养素之一，其对维持人体正常生长代谢及调节生理功能有着非常重要的作用。如果长期缺乏某种维生素，就可能导致相应疾病的发生。如缺乏维生素 A 会出现夜盲症、眼干燥症和皮肤干燥；缺乏维生素 D 可患佝偻病；缺乏维生素 B_1 可得脚气病；缺乏维生素 C 可患坏血病。

(2)维生素的种类：维生素的种类很多，通常按其溶解性分为脂溶性维生素和水溶性维生素两大类。

脂溶性维生素有维生素 A、维生素 D、维生素 E、维生素 K，不溶于水，而溶于脂肪及脂溶剂中，在食物中与脂类共同存在，在肠道吸收时与脂类吸收密切相关。当脂类吸收不良时,如胆道梗阻或长期腹泻,它们的吸收大为减少,甚至会引起缺乏症。脂溶性维生素排泄效率低,当摄入过多时可在体内蓄积,产生有害作用,甚至发生中毒。

水溶性维生素包括 B 族维生素和维生素 C 等。B 族维生素是辅酶的组成部分。B 族维生素中的 B_6、泛酸及生物素在食物中广泛存在,肠道细菌又可合成,人类未发现典型的缺乏症。水溶性维生素的特点是溶于水,不溶于脂肪及有机溶剂。容易从尿中排出体外,且排出效率高,一般不会产生蓄积和毒害作用。

(3)人体主要维生素的需要量及来源:见表 13。

表 13　人体主要维生素的需要量及来源

种　类	每日需要量(毫克)			来　源
	婴幼儿	成年人	孕妇及乳母	
维生素 B_1	0.4～1.2 发育期 1.2～1.8	1.2～1.8	2.5～3.0	粗米、玉米面、瘦肉、内脏(肝脏含量最多)、荞麦面、小米
维生素 B_2	0.6～1.8 发育期 1.8～2.5	1.5～2.0	2.5～3.0	鳝鱼、黄豆、青豆、蚕豆、花生、杏仁、榛子、葵花子、荠菜、牛奶、鸡蛋、黑木耳
维生素 B_6	0.8	1～2	10	酵母、米糠、种子、谷类及其胚芽
维生素 C	30～75 发育期 80～100	52～75	100～150	大白菜、小白菜、柿椒、西红柿、橘、橙、柚、柠檬、酸枣、山楂

(4)糖尿病患者维生素补充原则:糖尿病患者由于需要

限制主食和水果的摄入量,往往造成维生素的来源不足,尤其容易出现因缺乏维生素 B_1 而引起的手足麻木和多发性神经炎等。晚期糖尿病患者还常常合并营养障碍和多种维生素缺乏,成为糖尿病性神经病变的诱因之一。因此,糖尿病患者日常饮食中应高度重视维生素的补充,并注意以下细节。

①在糖尿病的日常膳食中应强调从食物中补充维生素A、维生素 E、维生素 C。维生素 A 缺乏使细菌容易从皮肤和黏膜中侵入。维生素 C 作用广泛,有抗氧化和增强机体免疫力的作用。维生素 E 是体内重要的抗氧化剂,具有加强免疫的功能,对肾脏有一定的保护作用。

②维生素 C 在新鲜水果、蔬菜中含量较高,人体每日有70~80 毫克即可以满足,不建议大剂量服用药物维生素 C来补充。

③有糖尿病神经病变或病情控制不好的患者,由于 B族维生素损耗增多,应及时补充。可肌内注射维生素 B_1、维生素 B_{12};或者给予大剂量的维生素 B_1、维生素 B_2、维生素 B_6 口服,这样有助于缓解神经系统症状。

5. 膳食纤维的摄取

膳食纤维是一类不易被消化的食物营养素,主要来自于植物的细胞壁,包含纤维素、半纤维素、树脂、果胶及木质素等。它们不能被消化,或者很难被胃肠道的酶消化分解。膳食纤维是健康饮食不可缺少的,纤维在保持消化系统健康上扮演着重要的角色,同时摄取足够的纤维也可以预防心血管疾病、癌症、糖尿病以及其他疾病。纤维素可以清洁消化壁和增强消化功能，同时可稀释和加速食物中的致癌物质和有毒物质的移除，保护脆弱的消化道和预防结肠癌。纤维素还可减缓消化速度和最快速排泄胆固醇，让血液中的血糖和胆固醇控制在最理想的水平。

（1）膳食纤维的分类：膳食纤维可以用多种方法来分类，但是从代谢观点来看，最有临床意义的分类方法是把它们分为水溶性和非水溶性两类。

①水溶性膳食纤维。水溶性膳食纤维可延缓胃肠排空，从而延缓糖的吸收。其可在小肠表面形成一种高黏性液体，将糖类包起来对肠道的消化酶形成一种屏障。

水溶性膳食纤维有半纤维、果胶、树胶、植物黏胶、琼脂等。其中果胶存在于水果，藻胶存在于海带、紫菜等；魔芋胶存在于魔芋的块茎中，主要成分为葡萄糖、甘露聚糖，目前有制成精粉并加工成魔芋挂面、魔芋豆腐等各种食品。

②非水溶性膳食纤维。非水溶性膳食纤维可以增加肠道内粪便体积，加快粪便排出，减少其在肠道内的停留时间，所以可以治疗糖尿病便秘、预防大肠癌等。

非水溶性膳食纤维有纤维素、戊糖中未确定的多糖、抗性淀粉等。主要存在于谷类和豆类种子的外皮，如麦麸中；也有的存在于植物的茎部。

（2）糖尿病患者膳食纤维的食用量：目前国内对此尚无统一的定量标准。营养专家认为糖尿病患者应给予20～35克/日，老年人的膳食纤维的需要量为25～30克/日。也有不少糖尿病学专家认为，糖尿病患者不应少于35克/日。

（3）常见食物中纤维素的含量：见表14。

表14　每100克食物中含纤维素量

食物名称	纤维素含量	食物名称	纤维素含量
麸皮	18	白萝卜	1
荞麦面	6.5	丝瓜	0.8
小米	1.3	菜花	1.4
小米面	1.6	荠菜	1.1
黄米面	2.1	葱头	1.1
白玉米糁	1.7	空心菜	1
白玉米面	1.8	冬笋	6.8
白高粱米	1.3	酸枣	10.6
芝麻	6.2	柿子椒	1.3
黄豆	11.9	茄子	1
青豆	12.9	苦瓜	1.5
赤小豆	7.1	南瓜	1
绿豆	5.2	茭白	2.6
豌豆	7.8	大葱	1.3
黄豆芽	1.4	蒜苗	2
鲜毛豆	4.5	青蒜	1.9
木耳	33.4	韭菜	1.6
银耳	33.7	芹菜	1.4
蘑菇	3.4	莴笋叶	1
海带	6.1	菠菜	1.4
紫菜	27.3	小白菜	1.2
口蘑	17.2	大白菜	1.2

6. 无机盐的摄取

无机盐占成年人体重的 4% 左右,约有 50 多种。其对人体有着重要的生理功能。按照人体需求量大小分为常量元素和微量元素。糖尿病患者由于糖、蛋白质、脂肪的代谢紊乱,无机盐会出现缺少的情况,从而影响人体健康。所以糖尿病患者应重视无机盐的摄取与合理补充。

(1)无机盐的分类:无机盐常按人体营养需求量大小来分类,每日需求量大于 100 毫克的称为常量元素,如钙、磷、钾、钠等;每日需求量小于 100 毫克的称为微量元素,如铬、钴、铜等。

(2)与糖尿病患者关系密切的几种无机盐:无机盐对糖尿病的影响是多方面的。与糖尿病关系最密切的无机盐有铬、钙、磷、镁、钾、锌等。

①铬元素。铬是人体不可缺少的一种微量元素,成年人体内约含铬 6 毫克。铬广泛存在于人体组织及器官中。铬是一种具有多种原子价的元素,而 3 价铬即是人体必需的微量元素。人体内的铬几乎全是 3 价,它的形式最稳定,在正常的糖代谢和脂肪代谢中具有重要的作用。

人体内铬缺乏可影响胰腺功能和胰岛素的生物活性,影响葡萄糖耐量,血糖含量增高,血脂含量也增高,导致动脉硬化。一般糖尿病患者血清铬均有降低,尿中铬排泄增加。所以糖尿病患者应采取以食补为主的补铬措施。因为通过饮食调节来增加糖尿病患者的铬摄入量是补充铬的最佳途径。

②钙元素。成年人体内约含钙 1200 克,其中 99％的钙以羟磷灰石的形式构成骨盐而存在于骨骼和牙齿中,是构成骨骼和牙齿的主要成分;其余 1％的钙则分布在体液及软组织中。

钙在体内能调节心脏和神经系统活动,使肌肉维持一定的紧张度,维持脑组织的正常功能。它也是血液凝固的必需物质。钙元素与糖尿病并发症关系密切。因为糖尿病患者尿糖增多引起渗透性利尿,使尿钙、磷重吸收减少而排出增多;还有肾脏、肠道中钙的吸收都有减少的情况出现。所以糖尿病患者非常容易并发骨质疏松症,在治疗中应及时补充钙及维生素 D。补钙有助于改善糖尿病患者的骨质疏松症,降低患者的动脉硬化发展速度,以及纠正细胞内缺钙和对抗糖尿病肾病的发展。

③磷元素。成年人体内含磷约 700 克,相当于人体重量的 1％。它是构成骨骼、牙齿的主要材料,也是细胞、体液,尤其是脑组织的重要成分。磷还参与体内物质代谢,维持体内酸碱平衡。糖尿病性骨质疏松症的发生与大量钙、磷的丢失有相关性。磷的缺乏能影响糖尿病的骨代谢,当糖代谢改善,磷含量就能恢复正常。

④钾元素。钾是人体不可缺少的一种微量元素。正常成年人体内含钾约 140 克,主要分布在细胞内,储藏在肌肉和红细胞中。钾是细胞内外液的主要成分,对维持人体内液渗透压和酸碱平衡起着重要的作用,能调节和维持心脏节律,加强肌肉的兴奋,并参与蛋白质、糖类和热能代谢。

⑤镁元素。正常人体镁总量约 25 克,其中 1％在细胞

外,31％在细胞内,67％在骨骼中。镁主要以磷酸盐和碳酸盐的形式参与骨骼和牙齿组成,其余分布在软组织和细胞间质中,是细胞内液的主要成分之一。镁能激活体内多种酶,维持核酸结构的稳定性,还可调节神经系统和肌肉的活动。

人体如缺乏镁元素,可产生胰岛素抵抗、糖类耐受性减低、动脉粥样硬化加速、血脂异常、高血压及糖尿病患者妊娠期间的不良后果。糖尿病患者镁缺乏的主要原因有:尿中排泄过多,肠道吸收减少,摄入减少。但糖尿病肾功能不全的患者可以发生高镁血症。近年来随着糖尿病研究的深入,认为糖尿病患者多合并低镁血症,有报道认为低镁血症是糖尿病视网膜病变的危险因素之一,防治糖尿病的慢性并发症除积极控制血糖及脂质代谢紊乱外,还应注意同时纠正低镁血脂。通常应采用营养平衡膳食方案,从饮食中供给足量的镁。

⑥锌元素。成年人体内含锌量约为1.5克,分布于人体的一切器官和血液中,以骨骼、皮肤及眼球中含量最多。锌是体内物质代谢中很多酶的组成部分和活化剂,参与核酸和蛋白质的合成,与糖、维生素A的代谢及胰腺、性腺、脑下垂体、消化系统和皮肤的正常功能有密切关系。

锌与糖代谢的关系密切,其直接参与胰岛素的合成、储存和释放,促进胰岛素元转变为胰岛素,提高胰岛素与其受体的结合率,并延长胰岛素的作用。

(3)主要无机盐的每日需要量及来源:见表15。

表15　每日需要无机盐含量

无机盐	儿童及青少年	成年人	孕妇及乳母	来　源
铬	3岁前高于成年人 3岁后同成年人	20～50微克	30～60微克	啤酒酵母、贝壳类、动物尾巴、蘑菇、小鸡、河虾、黑胡椒、硬水、肝脏、牛肉、苦荞麦、萝卜
钙	1～1.5克	0.6～0.8克	1.5～2.0克	乳类及其制品、贝类（虾米、蛤蜊）、鸡蛋、骨粉、绿叶蔬菜、黄豆及其制品、硬果类、麦麸
磷	1.46克	1.32克	2.0克	动物类（乳、蛋、鱼肉），植物类（粗粮、干豆、硬果、蔬菜等）
镁	150毫克（婴儿）	250～300毫克	400毫克	小米、大麦米、燕麦米、豆类、小麦、紫菜
钾	每日每千克体重0.05克	2～3克	适当增加	肉类、乳类、豆类、谷类、蔬菜、水果
锌	需要量比成年人稍大	12～16毫克	适当加量	肝脏、胰脏、肉、鱼、海产品、豆类

三、糖尿病饮食治疗常见误区

1. 无糖食品放开吃

　　无糖食品是不含蔗糖、葡萄糖等的食品,有不少糖尿病患者误认为食用无糖食品能控制血糖,可以放心吃。但只要是含淀粉、蛋白或脂肪的食品就含有能量,其糖类经过消化吸收会转化为能量使血糖升高。糖尿病患者把"无糖食品"当作首选,无限制地摄入,照样会引起血糖波动、升高,加重病情。

糖尿病的饮食疗法主要是控制主食和副食的摄入量,而不单是糖的摄入量,因此,即使是无糖食品也应该有限制地进行食用,任何过度增加进食量的做法都会造成病情加重。

2. 专吃高营养食品

近年来,糖尿病患者的饮食治疗原则已有些改变。早在 20 世纪 50 年代以前,中外治疗方案均以低糖类、高脂肪饮食为主。糖类的热能所占比例为全日总热能的 40% 以下,糖类每日总量 120~200 克;脂肪的热能占全日总热量的 30%~35%。这种饮食结构对糖尿病患者的胰岛功能并无益处。当前中外医学专家均认为提高糖类量,降低脂肪比例的饮食,对改善血糖耐量有较好的效果。因此,目前糖尿病患者的饮食已改为高糖类、低脂肪饮食。

所谓"高糖类"系指适当提高多糖含量,并非随意食用单糖或双糖类食物。而是在适宜的总热量范围内要调节好糖类(碳水化合物)、蛋白质、脂肪三大营养素以及维生素和无机盐的平衡。糖尿病患者每日饮食中三大营养素所占全日总热能的比例为:蛋白质 15%,脂肪 20%~25%,糖类 60%~70%。

只要掌握好规定的热量,糖尿病患者可以吃与健康人相同的食品,没有必要过分限制糖类。但要避免偏食,不要专吃高营养的食品,这一点应该引起重视。糖尿病患者的饮食疗法,原则上是保持健康时所必需的理想的饮食内容和质量,肥胖患者要保持标准体重。

3. 控制饮水量

有很大一部分的糖尿病患者认为多饮多尿是糖尿病的主要症状之一,而多尿又是由于多喝水造成的,故为控制糖尿病,不但要控制饮食,还要控制饮水。

其实这种想法是错误的,糖尿病患者之所以喝水多,是人体的一种自我保护措施。喝得多是因为患者血糖过高,必须增加尿量,使糖分从尿中排出,所以才尿多。糖尿病患者如果故意限制饮水,就会造成血液浓缩,导致过多的血糖和血液中其他的含氮废物无法排除,这将产生严重的后果。

4. 少吃或不吃主食

合理控制糖类的摄入,是糖尿病患者饮食治疗的关键。但绝不是像有些人认为的饮食治疗就是少吃主食,这非常不对! 糖尿病患者主食限制过低,经常处于半饥饿状态,将不利于病情的稳定:

第一,葡萄糖是体内能量的主要来源,如摄入糖类过少,葡萄糖来源缺乏,体内供能时必然要动用脂肪和蛋白质。体内脂肪分解,酮体产生增多,若同时胰岛素不足,不能充分利用酮体时,则可发生酮症酸中毒。

第二,在饥饿状态下,体内升糖激素,如胰高糖素、儿茶酚胺等,可使糖原分解且糖的异生作用增强,引起反应性高血糖,以补充血液中葡萄糖的不足,这也就是临床中有些患者常说的没吃饭血糖也高。

第三,人体内的主要脏器时刻离不了糖,如在休息状态下,脑细胞需要葡萄糖来维持正常的功能,人体每日将用去100～150克葡萄糖。故糖尿病患者每餐都要进食一定量的主食(淀粉类食物)。

目前,对糖类放宽了限制,已由原来的占全日总热能的40%增加到现在的50%～65%,甚至有的到70%,糖尿病患者每日可进食200～350克,折合主食250～400克,即5～8两,重体力劳动者还可适当增多。

5. 认为吃南瓜降血糖

南瓜含有丰富的胡萝卜素和果胶等营养物质,是很好的保健蔬菜,经常适量地吃对人体是有益的。但至于南瓜能否降血糖,有的研究资料讲,个别品种的南瓜是具有一定的降血糖作用,但由于南瓜品种很多,其营养成分的含量有很大的差异,有的可达3～5倍。

南瓜起源于南美一带。我国从明末清初时开始引进,目前我国具体有多少个品种难以统计,至少有百种以上。对此,专家认为,即便是个别品种南瓜有一定降糖作用,患者又如何保证吃的正是这一类南瓜呢?

南瓜只是一种普通的蔬菜,绝不能靠多吃南瓜来降血糖、治疗糖尿病。糖尿病和高血糖患者千万不要因为听信不实传言而多吃,以免适得其反,加重病情。

6. 不重视早餐

俗话说，"早吃好，午吃饱，晚吃少"。早餐对糖尿病患者尤其重要。吃好早餐对维持机体正常的生理状态和活动、预防低血糖、减轻胰岛素抵抗及控制总热量和体重均有良好作用。

有学者认为，合理搭配，降低早餐的血糖生成指数，对于稳定早餐后血糖甚至全天的血糖都有帮助。美国的研究人员发现，与经常不吃早餐的人相比，每天吃早餐的人发生胰岛素抵抗的可能性要降低 35%～50%，有助于控制血糖和降低心脏病的发病率。

养成吃早餐的习惯，可以帮助人们控制饥饿感，避免在一天中的其余时间因为饥饿而进食过多。与那些偶尔吃早餐或根本不吃早餐的人相比，每天坚持吃早餐的人患肥胖症和糖尿病的几率降低一半。如果不吃早餐，对人们的生活和健康会造成以下危害：

（1）影响热能供应：人体消耗的热能主要来自于血糖。早晨起床后，人体大约已有 10 个小时没有进餐，胃处于空置状态，此时血糖也降到了最低水平。开始活动后，大脑与肌肉需要消耗热量（即血糖）。于是，血糖水平会继续下降。这时，如果还不进餐或进食低质量的早餐，体内就没有足够的血糖可供消耗。人体会感到倦怠、疲劳、暴躁、易怒、反应迟钝，大脑兴奋性降低，注意力不易集中，直接影响到工作和生活。糖尿病患者，此时容易出现低血糖反应，尤其需要注意。

（2）容易发胖：那些不吃早餐的人，由于饥饿感明显，其余两餐就很可能多吃，反而增加了热能摄入，而并非像某些人所想象的那样，少吃一餐就少摄入热能。一餐进食太多，一时消耗不了，多余的热量就会转换成脂肪储存于体内，肥胖的危险也就随之而至。多吃还会增加胃肠道的负担。

（3）影响血糖控制：不吃早餐会使血糖暂时维持在较低水平，但是对糖代谢紊乱的糖尿病患者，却容易发生低血糖反应，低血糖反应之后又可能发生高血糖反应，使血糖失控。不吃早餐，还会影响全天胰岛素调节，这也是糖尿病患者难以控制血糖的原因之一。如果不吃早餐，集中在午餐和晚餐来吃，可能使血糖在一天中出现 2 次较大的高峰，不利于血糖控制，所以，医生提倡将一天所需要的热量分散开来摄取，也就是一日多餐。以避免血糖的大幅度波动。

（4）营养不均衡：国外相关的研究证明，因早餐吃得不当而造成的营养不足很难在其他餐次中得到补充，不吃早餐或早餐质量不好是引起全天的热能和营养素摄入不足的主要原因之一。严重时还会造成营养缺乏症（如营养不良、缺铁性贫血等），并导致血液黏度增高。增加患脑卒中、心肌梗死的可能。早晨空腹时，体内胆固醇的饱和度较高，不吃早餐还容易产生胆结石等其他疾病。

7. 餐后即吃水果

水果尽管含有糖分，但同时也富含多种维生素。因此，糖尿病患者不必对水果一概拒绝，关键是要掌握吃水果的正确方法,尤其是享用水果的时间。

吃水果的时间最好选在两餐之间,饥饿时或体力活动之后,作为能量和营养素补充。通常可选在上午 9 时半左右,下午 3 时半左右,或者晚饭后 1 小时或睡前 1 小时。不提倡餐前或饭后立即吃水果,避免一次性摄入过多的糖类,致使餐后血糖过高,加重胰腺的负担,导致血糖无法平稳控制。

8. 长期酗酒

酒精能产生大量的热量,每克可产热量 7 千卡,但产生的热量很难被人体利用(只有 50％以下被利用)。但酒精却能使血糖发生波动,尤其当空腹大量饮酒时,可发生严重的低血糖,而且醉酒往往能掩盖低血糖的表现,因此如果发生低血糖,不容易发现,非常危险。

糖尿病专家提醒患者,酗酒对糖尿病病情控制非常不利。这是因为一方面酒精损害人体胰腺,使人体内胰岛素在短时间内缺乏或过量,造成血糖过高或过低。另一方面,含酒精浓度高的酒不含其他营养素,长期酗酒会导致营养不良,并影响肝功能。酒还对某些降糖、降压、降脂药物有干扰作用,使药物作用减弱。

有人认为适量饮酒可起到舒筋活血的作用,对改善糖尿病的血管病变有所帮助,这种看法可能有一定道理,但总的看来酒精对糖尿病患者是利少弊多。如果患者早有饮酒习惯,一时又难以戒断,可以少量饮用啤酒或不甜的色酒。

9. 糖尿病孕妇不遵循糖尿病饮食原则

糖尿病孕妇由于生理上的特殊变化,可加重高血糖,饮食调理较为困难。一方面需要将血糖控制在正常范围内,尽量通过饮食控制达到目的。另一方面,为满足母体和胎儿的营养需求,保证胎儿的正常生长、发育,对饮食的热量不宜过分控制。

但是,在怀孕前3个月,母体和胎儿对营养的需求增加不多,糖尿病孕妇的饮食控制原则应同普通糖尿病患者一样,并且前3个月体重增加不应超过1~2千克。

怀孕3个月后由于胎儿生长速度快,孕妇对热量的需求增多,每日的主食300~400克,蛋白质的需求大增,每日每千克体重可达到1.5~2.0克,脂肪的供给量约50克。提倡少量多餐,每日可为5~6餐。同时补充维生素和微量元素如钙、铁、锌、碘等元素,多吃一些蛋类,瘦肉、鱼、乳类和新鲜蔬菜。孕3个月后每周体重增加350克为好,糖尿病孕妇后期不宜吃得太多太好,过分增加营养,导致体重增长过快,也不利于血糖控制。

10. 饮食限糖不限盐

专科医生通常把限制进食含糖量高的食物,作为重要的防治方法来指导糖尿病患者,而对限制食盐的摄入量则很少注意。现代医学研究表明,过多摄入食盐,具有增强淀粉酶活性而促进淀粉消化和促进小肠吸收游离葡萄糖的作用,可引起血糖浓度增高而加重病情。因此,糖尿病患者应限制高盐饮食。

如果糖尿病患者长期摄入过多的食盐,则会诱发高血压病,并且会加速和加重糖尿病大血管并发症的发展。此外,盐还能刺激食欲,增加饮食量。因此,必须限食盐实行低盐膳食,每日食盐摄入量在 5 克以下。限食盐还应包括含盐的调味品,如黄酱、酱油等。一些面食中也含钠,如 250 克馒头所含的钠相当于 2 克食盐。

四、各类型糖尿病患者饮食调理要点

1. 肥胖型糖尿病患者的饮食调理

减轻体重,是治疗肥胖型糖尿病患者的首要措施,而控制饮食是减轻体重的一项重要内容。其要点如下:

(1)严格限制热能供应:在病情稳定的情况下,应严格限制每日的热能供应,使之低于消耗量,但体重降低不宜过速、过猛。一般规定每日热能摄入在 5 020.8 千焦(1 200 千卡)左右,或较正常需要量减至 2 092～5 020.8 千焦(500～1 200 千卡),即有可能使体重减轻。其减少量应根据肥胖程度和患者的接受能力而定。膳食中限用高糖、高脂肪(包括植物油)热能高的饮食。在保证机体蛋白质及各种营养素基本需要的基础上,必须减少"收入",增加"支出",即要使热能摄入与消耗之间产生负平衡,促使体重下降,最终达到标准体重。

(2)在控制热能的基础上,应保证患者的营养需要:蛋白质进量不要过低,按每千克理想体重 1.0 克左右供给,尽量选用精瘦肉、蛋、乳、豆制品等(不用猪肉,其瘦肉含脂肪量也较高)。蛋白质食品一能充饥,二能促进体内热能消耗,三能减少人体组织分解。

(3)忌油腻食物:忌食肥肉、油炸食物、油制品、花生、核桃等油脂多的食品;菜肴以蒸、煮、拌等少油制法为佳。每日主食量一般限制在150~200克,过低易出现饥饿性酮体。由于饮食量的减少可能引起无机盐、维生素的不足,因此除多食蔬菜外,可适当进食一些去脂牛奶、豆浆、豆制品等,以补充钙和维生素,必要时可酌情补充钙和维生素制剂。

(4)配合适当运动:在采用低热能饮食的同时,运动量不宜减少,且要适当增加以提高热能消耗及促进体脂的分解,以达减轻体重的目的。

总之,对糖尿病患者控制饮食,有利于其体重的降低。体重减轻了,则组织细胞对胰岛素的敏感度增强,病情也就可以得到改善。在控制饮食过程中,一定要注意营养平衡,以满足机体的正常需要,否则不利于病情的控制且有损于健康。

食谱举例

早餐:麦麸饼干50克,豆浆200毫升。

加餐:苹果75克。

午餐:主食75克,芹菜炒肉丝(芹菜100克,精瘦肉30克),炖豆腐(豆腐100克)。

加餐:苹果或梨100克。

晚餐:主食50克,韭菜炒鸡蛋(韭菜100克,鸡蛋50克),冬瓜虾仁(冬瓜150克,虾仁20克)。

加餐:苹果 75 克。

全日烹调用油 10 克。全日总热能约 5 020.8 千焦
(1 200 千卡)。如感到饥饿,食用高纤维蔬菜可减少热能摄
入并产生饱腹感,有利于减肥膳食的坚持。

2. 糖尿病性肾病患者的饮食调理

糖尿病性肾病患者在食物选择时,应有利于减轻肾脏
负担及消除或减轻临床症状。食谱的制订主要根据蛋白尿
的程度及氮质血症情况而定,无论蛋白质供应数量多少,均
应充分注意优质蛋白质的供给。

(1)糖尿病性肾病患者的饮食,每日的总热能仍需按规
定的公式去计算,不必增加总热能的摄取。主食总量应保
持在 250~350 克,蔬菜可以多吃。

(2)视患者有无高血压及水肿情况,分别给予低盐、无
盐饮食。

(3)糖尿病性肾病患者,虽有蛋白尿,但肾功能正常者,
每日蛋白质的摄入量最好适量放宽,以 80~100 克为宜,且
以动物优质蛋白质为主。如某患者主食 300 克及豆腐干
100 克,各含蛋白质 25 克;1 个鸡蛋含蛋白质 13 克;100 克
瘦肉及鱼,各含蛋白质 17~19 克。对于有氮质血症的患者,
在治疗上有一定矛盾,即蛋白质摄入量不足,易发生低蛋白
血症;蛋白质含量较高,易加重氮质血症。因此,要查尿素
氮,即根据尿素(克)×3 的公式,计算蛋白质入量,必要时可
输血浆、白蛋白及氨基酸。

(4)宜选用富含维生素 A、维生素 B_2 及维生素 C 的食物

（不含糖食物）。

（5）水分不要盲目限制，要根据患者水肿、血压等病情变化，决定水的摄入量。

（6）伴有高脂血症时，应限制膳食中饱和脂肪酸的含量；伴有贫血时，可补充富含铁、维生素 B_{12}、叶酸等食物，如木耳、菠菜等。

（7）限制对肾脏有刺激作用的食物，如芥末、辣椒等。

食谱举例

早餐：麦淀粉饼 50 克，牛奶 200 毫升。

加餐：香蕉 100 克。

午餐：主食 100 克，西红柿炒鸡蛋（西红柿 100 克，鸡蛋 50 克），素炒油菜（油菜 100 克）。

加餐：苹果 50 克。

晚餐：麦淀粉面片 100 克（麦淀粉 100 克，精肉 30 克），拌菠菜（菠菜 100 克，粉丝 10 克，虾仁 10 克）。

全日烹调用油 20 克。

全日总热能 1700 千卡。

3. 糖尿病性高血压饮食调理

糖尿病性高血压患者通过控制热能和体重，膳食中保证钙和维生素 C 的含量，同时限制食盐的摄入，可以起到调节血糖、血压的作用。

食谱举例

早餐：主食 50 克，牛奶 250 克，腐乳 1 块，海米拌菠菜（海米 10 克，菠菜 100 克）。

加餐:水果100克。

午餐:主食100克,肉丝炒芹菜(瘦猪肉50克,芹菜100克),海带豆腐汤(豆腐200克,海带50克)。

加餐:水果100克。

晚餐:主食75克,清蒸带鱼(带鱼100克),炒小白菜(小白菜300~400克)。

全日烹调用油20克。

全日总热能约1800千卡。

4. 糖尿病性冠心病饮食调理

糖尿病患者通过控制热能,保持理想体重,适当增加膳食纤维摄入,保证必需的无机盐及微量元素供给,提供丰富的维生素,可以达到防治糖尿病性冠心病的目的。

食谱举例

早餐:主食50克,豆浆250毫升,茶叶蛋1个,炝芹菜(芹菜50克,花生仁15克)。

午餐:主食100克,肉丝汤面(面条25克,瘦猪肉10克,木耳10克),西红柿炒鸡蛋(西红柿150克,鸡蛋50克),红烧鲢鱼(白鲢100克)。

晚餐:主食50克,绿豆汤(大米30克,绿豆20克),炒油菜(油菜150克),五香豆腐丝(干豆腐100克)。

全日烹调用油15克。

全日总热能约1960千卡。

5. 糖尿病性高血脂饮食调理

糖尿病性高脂血症的膳食控制及合理调配是最重要的

防治措施之一,对于延缓高脂血症发展,减少动脉粥样硬化的形成,有积极作用。通过限制膳食胆固醇和动物性脂肪摄入,增加纤维素含量,适当食用一些具有降血脂、降低胆固醇的食物,可以起到辅助治疗作用。

食谱举例

早餐:主食50克,牛奶250毫升,拌黄瓜丝(黄瓜75克,豆腐干30克)。

午餐:主食50克,馄饨汤(面粉50克,猪瘦肉20克),炒葱头(葱头100克,猪瘦肉10克),菠菜粉丝(菠菜100克,粉丝10克),熘豆腐(豆腐100克)。

晚餐:主食75克,玉米糁子粥(玉米75克),炒小白菜(小白菜100克),什锦小菜(胡萝卜20克,芹菜20克,青萝卜20克,圆白菜20克)。

餐后:水果100克。

全日烹调用油20克。

全日总热能约1610千卡。

6. 糖尿病性肝硬化饮食调理

糖尿病性肝硬化患者通过适量的热能膳食,补充高蛋白,采用低脂肪、低纤维食物,常有利于肝细胞的修复,并对有低蛋白血症和腹水的糖尿病并发肝硬化患者更为适宜。

食谱举例

早餐:馒头50克,豆浆250毫升,五香花生米30克,什锦小咸菜30克。

加餐:香蕉50克。

午餐:大米饭100克,鱼肉丸子(白鲢鱼100克,油菜50克),虾仁冬瓜(虾仁10克,冬瓜100克)。

加餐:苹果100克。

晚餐:蒸糕(大米面50克,面粉50克),素三样(胡萝卜、土豆、青椒各50克),甩袖汤(鸡蛋50克,海带30克,小白菜30克)。

全日烹调用油25克。

全日总热能约1 900千卡。

7. 糖尿病性脂肪肝饮食调理

约有50%的糖尿病患者并发有脂肪肝,通过限制脂肪和糖类的摄入及补充适当的优质蛋白质,可以增加肝细胞内的脂肪消耗,起到保护肝细胞,促进肝细胞的修复和再生作用。

食谱举例

早餐:主食50克,豆浆250毫升,红腐乳10克,小咸菜10克。

午餐:主食100克,韭菜炒鸡蛋(韭菜100克,鸡蛋50克),菠菜牛肉丝(菠菜100克,牛肉50克),西红柿鸡蛋汤(西红柿50克,鸡蛋20克)。

晚餐:莜麦面饼50克,小米粥50克,菜花炖肉(菜花100克,猪肉50克),腐竹炒芹菜(腐竹50克,芹菜100克)。

全日烹调用油15克。

全日总热能约1 660千卡。

8. 糖尿病并发胆囊炎、胆石症饮食调理

糖尿病患者并发胆囊炎或胆石症时,烹调宜采用煮、软烧、卤、蒸、烩、炖、焖等方法,忌用熘、炸、煎等。提倡少量多餐,因可反复刺激胆囊收缩,促进胆汁排出,达到引流胆汁的目的。

食谱举例

早餐:花卷50克,大米粥25克,酱豆腐10克,酱甜瓜10克。

加餐:西红柿汁100毫升。

午餐:大米软饭100克,爆鱼片(青鱼100克,笋片200克),炒苦瓜(苦瓜100克)。

加餐:藕粉50克。

晚餐:小米粥50克,馒头50克,肉末豆腐(猪瘦肉末20克,豆腐100克),拌黄瓜丝(黄瓜100克,粉丝20克)。

全日烹调用油20克。

全日总热能1 860千卡。

9. 糖尿病性脑血管病饮食调理

糖尿病性脑血管病是糖尿病患者致死、致残的主要原因之一。发病后多数患者生活不能自理,饮食上需要得到亲人更多的照料和体贴,所以饮食调养具有十分重要的作用。

(1)急性期食谱举例:糖尿病性脑血管病患者在急性期间的食谱为管饲混合奶,可用混合奶1 500毫升,米汤500

毫升,菜汁 500 毫升,混合粉 100 克配制而成,分 5 次食用,每次量为 500 毫升。

(2)恢复期食谱举例

早餐:大枣粥(大米 50 克,大枣 20 克),炒鸡蛋(鸡蛋 50克),小咸菜 10 克。

加餐:香蕉 100 克。

午餐:大米软饭 50 克,肉丝面汤(挂面 25 克,精瘦肉 20克),肉末豆腐(豆腐 100 克,牛肉末 20 克),炒绿豆芽(绿豆芽 100 克)。

晚餐:面条 100 克,肉丝炒芹菜(芹菜 100 克,猪肉 30克)。

加餐:豆浆 250 毫升。

全日烹调用油 25 克。

全日总热能 1 700 千卡。

10. 糖尿病并发尿路感染饮食调理

糖尿病易并发尿路感染,发作时有尿路刺激症状。通过膳食调理和大量饮水,有利于调节尿液酸碱度,增加尿量,促进细菌及炎性分泌物迅速排出。

食谱举例

早餐:主食 50 克,鸡蛋汤(鸡蛋 1 个),雪里蕻烧豆腐(豆腐 100 克,雪里蕻 50 克)。

加餐:豆浆 250 毫升(无糖)。

午餐:主食 100 克,素炒豆芽菜(绿豆芽 100 克),土豆烧牛肉(牛肉 100 克,土豆 50 克),紫菜汤(紫菜 10 克,小白菜叶 20 克)。

加餐:牛奶 200 毫升(无糖)。

晚餐:主食 75 克,拌苦瓜丝(苦瓜 100 克),菠菜豆腐汤(菠菜 50 克,豆腐 50 克)。

全日烹调用油 15 克。

全日总热能 1 665 千卡。

11. 糖尿病并发便秘饮食调理

糖尿病并发便秘多见于老年糖尿病患者,宜采用含非水溶性纤维素多的高渣膳食,以利刺激肠蠕动;多饮水以利通便;常食洋葱、萝卜、生黄瓜等产气性食物对防治便秘亦有利。

食谱举例

早餐:麦麸饼干 50 克,豆浆 250 毫升,煮茶叶蛋(鸡蛋 50 克),炝芹菜(芹菜 75 克)。

午餐:大米饭 100 克,炒黄豆芽(黄豆芽 100 克,猪瘦肉 10 克),洋葱肉片(洋葱 100 克,牛肉 20 克),紫菜汤(紫菜 10 克,小白菜叶 30 克)。

晚餐:主食 75 克,豆角炖肉(豆角 100 克,肥猪肉 30 克),排骨萝卜汤(排骨 50 克,萝卜 100 克)。

全日烹调用油 25 克。

全日总热能约 1 700 千卡。

12. 糖尿病伴发气管炎饮食调理

糖尿病患者伴发气管炎,应多选择中性食物,鼓励患者多饮水以助祛痰润肺；保证优质蛋白质的供给，以提高机体抗感染的能力。

食谱举例

早餐：馒头75克，豆浆200毫升，榨菜丝10克，咸鸭蛋1个。

午餐：大米饭100克，木耳丝瓜汤（木耳10克，丝瓜15克），红烧鱼（白鲢鱼100克）。

晚餐：面包50克，大米稀饭50克，酱牛肉50克，素炒小白菜（小白菜100克）。

加餐：水果100克。

全日烹调用油20克。

全日总热能1700千卡。

13. 糖尿病并发肺结核饮食调理

糖尿病并发肺结核多见于中、老年糖尿病患者，一旦发病进展迅速，病情多不易控制。因为糖尿病并发肺结核是进行性消耗疾病，患者有体重减轻、食欲缺乏等表现，所以，宜选择高蛋白、富含维生素及具有润肺祛痰等功能的食物。

食谱举例

早餐：主食50克，牛奶250毫升，煮鸡蛋1个（鸡蛋50克）。

加餐：白木耳汤200毫升，加白糖5克。

午餐：主食100克，炒荤素（猪瘦肉50克，豆腐干50克，胡萝卜100克），木耳丝瓜汤（黑木耳10克，丝瓜50克）。

加餐：梨汁50毫升。

晚餐:主食 75 克,笋尖焖豆腐(豆腐 100 克,笋尖 10 克,海米 10 克,口蘑 5 克)。

加餐:苹果 50 克。

全日烹调用油 20 克。

全日总热能约 2 000 千卡。

14. 糖尿病并发骨质疏松饮食调理

糖尿病并发骨质疏松症多见于老年性糖尿病患者,好发于男性,且随着年龄的增长而加重,因此宜选择含钙、磷及维生素 D 丰富的食物,以补充体内含量的不足。

食谱举例

早餐:主食 50 克,新鲜牛奶 250 毫升,醋鸡蛋 1 个,拌黄瓜丝(黄瓜 100 克)。

午餐:主食 100 克,西红柿炒牛肉(牛肉 50 克,西红柿 250 克),素炒油菜(油菜 100 克),紫菜汤(紫菜 10 克)。

晚餐:主食 75 克,排骨汤(排骨 150 克),香干素炒青菜(香干 50 克,青菜 100 克)。

加餐:水果 100 克。

全日烹调用油 20 克。

全日总热量 1 900 千卡。

15. 儿童糖尿病患者的饮食调理

原则上应满足儿童生长发育的需要,并维持正常的生活与学习,饮食量不要过分限制。患儿年龄不同,所需热能亦不同。在参考身长、体重变化及生长发育的同时,与同龄健康儿童摄取的总热能大体相同,但要防止过食及肥胖。发育期患儿所需热能可按下列公式计算。

每日总热能:千焦(千卡)=4 180 千焦(1 000 千卡)+(年龄-1)×418 千焦(100 千卡)或分年龄段计算。

(1)5 岁以下:每日 293 千焦(70 千卡)/千克体重。

(2)6～10 岁:每日 251 千焦(60 千卡)/千克体重。

(3)11～15 岁:每日 209 千焦(50 千卡)/千克体重。

应考虑到患儿生长发育的特殊性,蛋白质应占总热能20%,脂肪占 30%,糖类占 50%。患儿的餐次分配,除 3 次正餐外,还应有 2～3 次加餐。

16. 老年糖尿病患者的饮食调理

老年糖尿病患者的饮食除了应根据《中国居民膳食指南》的原则,以及前述的糖尿病饮食治疗方案之外,还要注意老年人病理生理的变化。

(1)热能摄入与体力活动要平衡,以达到或保持适宜体重。不少老年糖尿病患者因基础代谢下降,体力活动减少,热能消耗也随之减少。但如果仍保持以往的食量,往往容易超重或肥胖,导致对胰岛素不敏感。因此,应限制热能,使肥胖者体重逐渐有所减轻。减体重要在医务人员指导下进行,速度以每周降 0.5～1 千克为宜,不能采取饥饿疗法。另一方面也要看到,部分老年患者体重过低,存在不同程度的营养不良,此时则应增加热能摄入,并鼓励食物多样化,保证充足的营养。

(2)采用低脂低胆固醇膳食,如尽可能少用荤油、肥肉,减少猪肉食用比例,提倡多吃鱼、兔肉及去皮的禽肉。避免进食肝、肾、鱼子等含胆固醇高的食物。蛋黄限量(每周不超过 2～3 个)食用。植物油每日不超过 25 克(半两)。鼓励多用蒸、煮、炖、拌等少油的烹调方法。

(3)吃清淡少盐的膳食。这点对老年人特别重要。从防治高血压来讲,提倡每人每日食盐用量不超过 6 克(包括酱油、咸菜在内)。另外,少食油腻和油炸、油煎、烟熏的食物。

(4)常吃奶类、豆类及其制品,对老年患者来说具有重要的意义。因糖尿病患者随着尿液要丢失不少钙、磷、镁等无机盐,所以容易引起骨质疏松,而奶类及其制品是钙的丰富来源,且易被身体吸收。如饮奶量大,则选脱脂奶较好,因奶中脂肪属饱和脂肪酸。豆类除含钙和维生素之外,还有不饱和脂肪酸及植物固醇,对降血脂有利,又是植物性蛋白质的良好来源,可避免膳食中肉类过多所带来的弊端。

17. 重症糖尿病患者的饮食调理

凡空腹血糖长期高于 14～16.8 毫摩/升(250～300 毫克/分升)以上者,均属重症糖尿病。这类患者病情极不稳定,不易控制,大多为脆性糖尿病,占糖尿病患者总数的 5%左右。

重症糖尿病患者"三多一少"(多尿、多饮、多食和体重减轻)症状明显,较易发生酮症酸中毒或非酮症高渗性昏迷。这类患者在执行饮食疗法的同时,需用胰岛素治疗才能控制病情。重症糖尿病患者食谱的制定应遵循以下原则。

（1）按所需热能安排食谱：热能计算参见前述糖尿病食谱的计算方法。

（2）每日饮食应定时定量：3 餐分配为 1/5、2/5、2/5 或 1/3、1/3、1/3，以保证机体的能量供应，使血糖水平与胰岛素作用时间相吻合，避免低血糖的发生。

（3）按具体情况摄入糖类：一般重症患者每日的总糖类量应不超过 250 克，具体摄入量视血糖、年龄、体重等而定。

（4）适当增加蛋白质的摄入：由于重症糖尿病患者糖原储存不足，蛋白质分解代谢增强，容易引起负氮平衡，故可适量增加蛋白质的供应量（一般 1～1.5 克/千克体重）。小儿、孕妇、乳母以及营养不良和消耗性疾病患者酌情增加。若糖尿病合并肾病或肾功能不全时，应严格限制蛋白质的摄入。

（5）限制脂肪的摄入：因为重症糖尿病患者的糖代谢紊乱，脂肪氧化不全，脂肪组织代偿性分解供能增加，中间代谢产物积聚易产生酮体，从而出现酮症酸中毒，所以脂肪摄入量要限制。一般每日摄入脂肪 40～60 克，每千克体重以 0.6～1 克为宜。

（6）补充无机盐和维生素：因为重症糖尿病患者体内代谢不平衡，容易造成维生素和某些微量元素的缺乏，从而引起各种并发症，所以要供给充足的维生素 C、维生素 B_1 以及钾、磷等无机盐。这些营养素的补充，对预防各种末梢神经病变、微血管病变以及低血钾和低血磷有积极意义。

18. 糖尿病酮症酸中毒患者的饮食调理

酮症酸中毒是糖尿病的一种严重的急性并发症。因此,对于酮症酸中毒患者,应坚持使用胰岛素治疗,以加速糖类代谢,减少体内脂肪分解,促进糖原合成,减少酮体的产生。当发现酮症时,要积极消酮治疗,促进酮体的排泄,控制糖尿病病情的发展。糖尿病酮症酸中毒患者食谱的制订应遵循以下原则。

(1)科学安排食谱:过多进食含糖和脂肪多的食物,酗酒,或过度限制糖类的摄入,如每日进食低于100克,均可引起酮症酸中毒。因此,在制定食谱时,糖类、蛋白质、脂肪三大营养素搭配要符合糖尿病患者食谱的生理要求,科学安排食谱。

(2)按病情供给糖类:在膳食方面,如果患者未出现昏迷,但酮症尚未消失,食欲不佳,应供给患者易消化的单糖、双糖类食物(如水果汁,加糖果酱、蜂蜜水等流质食物)。每日所进的糖类总量,一般不应少于200克(或根据其使用胰岛素的数量及患者具体病情而定)。

(3)限制脂肪和蛋白质的摄入量:酮症酸中毒患者病情稳定后,可以加粥、面包等含糖类的主食,但要严格限制每日脂肪和蛋白质的摄入量,以防体内产生新的酮体,使病情反复。经过药物治疗和饮食调节,尿酮、血酮完全消失后,方可逐渐增加脂肪和蛋白质的用量。酮症酸中毒得到彻底纠正后,可按重症糖尿病的食谱原则安排患者日常的膳食。

(4)水果餐的采用:在酮症酸中毒患者尚未出现昏迷时,一定要在医师的指导下进水果餐。因为水果大多为碱性食物,有中和酮体、减轻酸中毒的作用。除水果外,常见碱性食物尚有蔬菜类、鲜豆类、干豆类、牛奶、硬果类(杏仁、栗子、椰子等)。一般为每日1 500克苹果,分5～6次进食,每次300克左右。每100克苹果约含糖类13克,产热能242.7千焦(58千卡),300克苹果约能提供753.1千焦(180千卡)热能,相当于主食50克。

(5)鼻饲的采用:一旦患者酮症酸中毒加重,出现昏迷尚不能进食时,应给予全流质易消化的鼻饲饮食。鼻饲开始时,用量宜少,以后逐渐增加,以保证足够的营养。

19. 普通糖尿病患者一周食谱安排推荐

糖尿病患者的一周食谱可以根据饮食原则灵活安排。要注意兼顾到每一种食物品种,力求多样化,讲究色、香、味,以促进食欲(表16)。

表16　糖尿病患者1周食谱安排举例

时间	早餐	午餐	晚餐
周一	牛奶250毫升,馒头 煮鸡蛋1个 酱豆腐	米饭 葱烧海参 泡菜	西红柿鸡蛋汤,花卷 酱牛肉,拌芹菜 豆腐干
周二	无糖豆浆300毫升 小烧饼 泡菜,煮鸡蛋1个	牛肉面 拌萝卜丝	米饭 沙锅豆腐
周三	馒头1个,煮鸡蛋1个 豆腐干拌菠菜	猪肉包子 拌黄瓜丝	菠菜豆腐汤,馒头 蒜苗炒豆腐,生西红柿
周四	牛奶250毫升 玉米饼 蒜肠,咸芹菜	米饭 炒鳝鱼糊 小白菜汤	鸡蛋汤面 拍小萝卜

续表

时间	早餐	午餐	晚餐
周五	无糖豆浆 300 毫升 馒头 煮鸡蛋 1 个,酱豆腐	猪肉饺子 香椿拌豆腐	紫菜蛋花汤 花卷 素炒豆芽菜,酱肉
周六	牛奶 250 毫升,馒头 煮鸡蛋 1 个 素鸡拌芹菜	米饭 虾片炒蒜苗 香菜汤	馄饨,馒头 海蜇拌黄瓜 熏鸡丝
周日	无糖豆浆 300 毫升 煮鸡蛋 1 个 拌咸萝卜丝 酱豆腐	米饭 清蒸鱼 泡莴笋	萝卜豆腐汤 千层饼 拌茄泥,酱鸭

20. 灵活加餐避免低血糖

灵活加餐对防止糖尿病患者的低血糖反应很重要,特别是皮下注射胰岛素后的患者,有可能出现血糖大幅度的回落。糖尿病患者一般可在上午 9～10 时,下午 3～4 时及晚上睡前加 1 次餐。尿糖为阴性,应加主食 50 克;尿糖为(＋)时,应加主食 33 克;尿糖为(＋＋)时,应加主食 25 克;尿糖为(＋＋＋)及(＋＋＋＋)时,应加一些含优质蛋白质的食物。这样既可减少正餐主食及其他糖类的用量,从而减轻餐后高血糖,又可防止胰岛素作用较强时引起的低血糖反应。临床上常见注射胰岛素的患者睡前尿糖阴性,晨起空腹尿糖反而阳性,除少数患者是黎明现象外,多数系夜间低血糖引起的晨间高血糖。采用睡前加餐后,清晨空腹尿糖可以转阴。但加餐饮食的摄入量一定要计算在全日糖类总摄入量之内。

有些糖尿病患者,病情不稳定,常有心悸、手抖、多汗、饥饿等低血糖反应,此时应立即吃 1 块糖或 50 克馒头以缓解发作。发作前如能少量加餐,常可使血糖保持在相对稳定的状态,从而预防低血糖反应的发生。

偶然发生低血糖反应时,可立即饮用易于吸收的果汁、糖水或吃少量糖果、馒头等予以缓解。但不可经常采用这种办法。如经常出现低血糖症状时,要及时请医师调整饮食和药物。

生活不规律,吃饭不定时(如出差、外出开会),易引起血糖的变化,因此要注意随身携带一些方便食品,如奶粉、方便面、咸饼干等,以便随时灵活加餐。

人们除了基础饮食所需要的热能外[基础饮食为 15 个单位,每单位 334.8 千焦(5 020 千焦热能)],还要根据劳动强度、活动量大小灵活掌握。患者一般情况为:家庭妇女在基础饮食上增加 3 个单位,按 6 025 千焦(1 440 千卡)的热能考虑饮食量;标准体重 55 千克以下的机关工作人员,再增加 5 个单位,按 6 694.4 千焦(1 600 千卡)热能计算;标准体重 55～60 千克中等强度劳动者,再增加 8 个单位,按 7 698.6 千焦(1 840 千卡)热能计算。总之,增加食品要根据自己的喜好去进行广泛的选择,按食品变换表换算,而不要偏漏。

21. 糖尿病患者充饥食物选用指导

糖尿病患者吃完规定数量的食物后,往往还觉得饥饿,这时可以适当增加充饥副食,主要是选用含糖量 4% 以下的蔬菜,如紫菜苔、油菜、苦瓜、冬瓜、黄瓜、小白菜、大白菜、小红萝卜。肾功能正常者,可适当增加豆腐等豆制品。

含糖量在 4%～10% 的蔬菜、水果有:扁豆、白萝卜、草莓、柠檬、樱桃等,应控制食用。

含糖量超过 10% 的蔬菜:山药、马铃薯、芋头、藕、口蘑、百合、慈姑、青豆、黄豆、豌豆、蚕豆、香菇、冬菇、荸荠等,应按食入数量及其含糖量,适当减少主食。

将含糖量高的蔬菜洗净切碎后,放入多量水中煮 15 分钟,将水倒去,然后加水再煮,这样重复 3 次,使菜中的糖类溶于水中而全被弃去,然后加入适量油、盐等调味品烧、煮,可供充饥食用。

此外,肉汤或其他汤类冷却凝固后,去掉上面的一层油皮,再烧、再冷却后,再去掉一层油皮,亦可供糖尿病患者食用。

第三章　住——糖尿病患者
必知的安居常识

一、糖尿病患者的宜居环境

1. 居住环境的选择

人的一生中有 2/3 以上的时间是在室内度过,而其中的绝大部分时间又是在自己居住的家中度过。人生大约有一半以上时间是在住宅环境中度过的。因此,营造一个科学卫生、舒适清静的居住环境,对每一位糖尿病患者而言,显得尤为重要。

适宜的住宅环境不仅能为人类的生存提供基本条件,还能有效地利用自然环境中对人体有益的各种因素,增强体质、愉悦心情、延年益寿。历代学者对居家环境都做过大量的研究工作,综合古今有关环境科学的论述,理想的居住环境包括以下几个方面。

(1)住宅朝向:建房座向的选择是根据地理位置所确定的。就我国大部分地区而言,建房的最佳座向是坐北朝南。这样做的优点:①有利于室温调节。②有利于室内采光。

(2)因地制宜:在居室建筑上,还要考虑到各地区的地理气候、生活习惯和物质条件,因地制宜设计出不同风格的房屋结构。

2. 适宜居住的环境标准

(1)室内净高:室内净高不得低于 2.8 米。适宜的室内净高给人以良好的空间感,当室内净高过低,居住在里面的人会有空间压抑感觉,且屋内空气不利流通。有试验表明,当室内净高低于 2.55 米时,室内的二氧化碳浓度明显偏高,室内空气质量也相对较差。

(2)室内日照时间:太阳光可以杀死空气中的细菌和微生物,提高人体的免疫力。适宜的居住环境,室内每日的日照时间应在 2 小时以上。

(3)室内采光面积:指住宅内能得到的自然光线,一般窗户的有效面积是房间的地面面积之比应大与 1:15。

(4)微小气候:室内的温度夏天不高过 30℃,冬天不低于 12℃。室内湿度不大于 65%。夏天室内空气畅通,冬季室内空气无强对流。

(5)空气清洁度:居室内空气中的二氧化碳、甲醛、二氧化硫、氮气等有毒气体及可吸入性颗粒物、代谢废物、细菌等的总数含量不能超过正常含量。

除以上这些,居室内的照明、噪声、厨房和卫生间卧室的隔离距离、防潮、防辐射等都应考虑进去。适宜的居住环境应是具备干净、安静、光照充足、空间宽敞、空气清新等条件。

3. 不适宜糖尿病患者居住的环境

(1)住宅及周边环境长期有异臭：异臭的来源分天然和人工两种。天然来源主要指动植物的蛋白质被细菌腐败分解产生各种异臭物，特别是停滞不动的污水和沼泽地，更易分解发臭。人工来源最常见的有石油、化工厂、造纸厂、动物饲养或加工厂、废水、垃圾、粪便处理场等处。

异臭对糖尿病患者的病情治疗非常不利，尤其可能导致血糖长期居高不下而难以控制。

(2)噪声：声音可分为噪声、语声和乐声。噪声对人体健康的影响是多方面的。噪声对人体神经系统、心血管系统、内分泌系统等都有影响，引起神经衰弱、心跳加快、心律失常、血糖、血压升高，还可能导致血中胆固醇含量增高、动脉硬化。噪声尤其影响女性生理功能，引起月经紊乱、妊娠并发症，使自然流产率、畸胎率和低体重胎儿发生率增高。

二、糖尿病患者居家科学常识

1. 室内尖锐等易碰撞物应妥善安置

糖尿病足是糖尿病最常见的慢性并发症之一，而糖尿病足经常是由于一个小伤口所引发的感染、溃疡直至截肢。因此糖尿病患者保护好自己的双脚尤为重要。

在糖尿病患者的家中，那些尖锐易碰伤脚趾的物件都应妥善收拾，谨防碰到。同时糖尿病患者切忌在家中赤脚走路,特别是去厨房或浴室中都应穿上布拖鞋。

2. 居室保持通风防潮

潮湿的居住环境不利身心健康,特别是到了每年的梅雨季节,保持室内的通风干燥是非常有必要的。

(1)客厅:客厅家具受潮之后,首先应该开窗通风,发现家具上出现霉点,可以用温和洗剂轻轻擦拭。板式家具要特别注意接缝部分,平时可多注意清洁和干燥工作,以免接缝部分进入杂质和水汽造成开裂。铁艺家具若出现锈蚀现象,可以用防锈剂擦拭,如果发现锈斑,应该及时补油漆。藤制家具因其材质的特殊性能够吸纳一定的水分,但是水分超过其负荷会造成家具结构松散。藤制家具还应该经常清洗,预防真菌滋生。

如果楼层较低或周边有湖水的房间,可以在家具下面放置防潮垫。在雨季,即使家具没有受潮,也可以未雨绸缪放些防潮包在家具附近,时刻保持干爽。

(2)厨卫:厨房和卫生间的防潮要从选购建材产品时做起,墙体尽量选用瓷砖,在铺贴时要做好泡水处理,使之充分饱和,以防在铺贴时出现空鼓现象。

不要长时间在卫生间放潮湿的拖把和抹布,它们不仅给厨卫带来了更多的湿气,同时还容易滋生细菌,在居室内使用这样的拖把和抹布,容易引发呼吸道疾病和皮肤病等。

(3)卧室:卧室中的地毯在雨季中非常容易受潮。可以在地毯下面铺上一层吸水性较好的薄纸,如果雨季较长,最好的办法是在雨季来临之前,赶紧清洁晒干,将地毯收入防潮箱以保持它的寿命。布艺家具的受潮情况不容易看出来，如果你感到床头靠背湿湿的，那么，湿气很有可能通过布面进入家具内部，可以用吹风机吹干，还可以使用暖风机等工具。

在雨季，我们应该随时关注天气预报，在晴天时和雨天过后，可以把卧室内的被褥、床垫拿出来晒晒，还可以把衣柜等家具敞开通风，使室内湿气降到最低。

3. 卧室布置注意事项

良好的睡眠有利于糖尿病患者的血糖平稳控制，卧室的布置是否科学合理则对糖尿病患者的正常休息起着非常重要的作用。

（1）大门对面应整洁：在大门入口处最好不要对其他居室内一目了然，最好设置屏风等悦目景观。

（2）通道不要有障碍：从安全的角度考虑，进入各个房间的通道不要放置物品，以免给行动和视觉造成阻隔。

（3）卫生间门不要邻床：主卧卫生间几乎与卧室同居一室，卫生间的污染空气容易存留卧室中。如果门口对着床，会直接影响睡眠和健康。

（4）床头沙发背面不要放在窗下：如遇天气变化，在窗边容易产生不安全感；长时间吹风还容易损伤身体。

（5）床头不应放在卧室门通风口：这样可避免直吹的风引起面部神经麻痹。

（6）床上方不能放置吊灯：由于吊灯的造型和重量都容易给人带来不安全感，因此，床的正上方最好安装轻型灯具。

（7）床下不要堆放杂物：床下清理不便且通风不畅，杂物容易在此滋生细菌，卧室卫生死角会直接影响健康。

（8）摆床应该南北向：由于地球磁场具有吸引铁、钴、镍的特性，人体同样含有这三元素。如东西向睡眠时，容易影响血液在体内的分布，干扰睡眠。

4. 室内绿色植物的科学摆设

绿色植物能吸收室内有害气体，特别是二氧化碳，并放出氧气，使室内空气清新洁净。但绿色植物在新陈代谢过程中，同时进行光合作用和呼吸作用，当光照不足时，植物主要显示呼吸作用而不是光合作用。植物进行呼吸作用时，是吸入氧气而放出二氧化碳的。这时如果室内绿色植物太多，就会增加空气中的二氧化碳浓度，特别是光合作用受到抑制的晚间，植物的呼吸作用会非常旺盛，导致二氧化碳浓度偏高，最终将会影响到人的睡眠及健康。

绿化专家指出，家居绿化及摆设花卉盆景要适可而止，并应在品种上有所选择，否则可能损害到家人的健康。中国疾病预防控制中心一项研究显示，有52种植物含有促癌物质，其中常见的观赏花卉和植物是变叶木、凤仙花、铁海棠、红背桂、假连翘、高山积雪、蜂腰榕和麒麟冠等。此外，夜来香会对人体产生强烈的刺激作用，有高血压、心脏病的家庭不宜摆放；百合花散发出的香味闻久了，会使人的中枢神经过度兴奋而引起失眠等。

适合放置在卧室内的植物有：千年木、常春藤、吊兰、散尾葵、仙人掌等。其中千年木叶片与根部能吸收二甲苯、甲苯、三氯乙烯、苯和甲醛,并将其分解为无毒物质;常春藤能有效抵制尼古丁中的致癌物质;仙人掌、吊兰类植物可以吸收电器辐射污染。

5. 微波炉、彩电等家电的摆放位置

在居家生活中我们常常忽视了家电的合理摆放。其实家电的摆放位置是一门学问,关系着整个家庭的安全和实用。

(1)别让电器集中摆放:不要把家用电器摆放得过于集中,特别是电视、电脑不宜集中摆放在卧室里,以免使自己暴露在超剂量辐射危险中。

(2)厨房大小家电分开摆:厨房是家电最集中的地方,最好能大小家电分开放置,大家电放在厨房角落,小型家电平时不用的时候就收进橱柜里,尽量避免同时启用。电烤箱、电饭煲等大功率电热炊具,不能离电源插座太远。

(3)空调离人体越远越好:卧室里一般是壁挂空调,在安装空调时,对着床吹或挂在床头都不太好。对着床吹,人体在睡眠时会受不了;而挂在床头,有可能会漏水,噪声影响睡眠,同时维修也不方便。最好能放在床一侧墙壁而不对着床吹的位置,离人体越远越好。

(4)影音器材远离窗户:原因有两个,一是由于电视机屏幕被光线照射会产生反光效果,令眼睛不舒服。二是靠近窗户会沾染尘埃,下雨时,雨水更可能溅到器材上,影响其操作,甚至发生漏电。

6. 厨房的布置

(1)橱柜及工作台面的高度:厨具中的台面、吊柜也必须依人体工学设计,以东方人的体形而言,厨房中的工作台面高度应该为85厘米;深度方面,工作台适合60厘米;吊柜应该为37厘米。另外,长度方面则可依据厨房空间,将厨具合理地配置,各种大小不同规格尺寸,让使用者感到舒适。

工作台的高度应以主妇站立时手指能触及水盆底部为准。过高会令人肩膀疲累,过低则会令人腰酸背痛。现在有的橱柜可以通过调整脚座来使工作台面达到适宜的尺度。工作台面到吊柜底,高的尺寸是600毫米;低的尺寸是500毫米,橱柜布局和工作台的高度应适合主妇的身高。

(2)餐具的摆放:厨房是最容易滋生细菌的地方,处理不好就会对人体造成损害。厨房空气中不仅有很多灰尘,还可能夹杂着剩饭垃圾产生的大量细菌,还有潮湿的餐具等带来的细菌,这些细菌在不经意间会偷偷进入我们的身体。

消毒碗柜是厨房的必备设施,裸露放置餐具毕竟很不卫生。选购相应的嵌入式洗碗机和消毒柜可以彻底地杀灭细菌。即使选择敞开式的收纳单元,最好也要加上玻璃门,这样既不会影响通透效果,又能保持清洁卫生。

在保证餐具清洁的同时还要保持干燥。最好在厨房设个沥水架,清洗完的碗筷先放到沥水架上,然后再收进通风防尘的地方。各种餐具和厨房物品尽量有序摆放,避免混淆。一般拉篮里都有隔断,要按照指定地方分门别类;备餐区一般设置抽屉，里面设有刀叉盘、罐架等；一些特制的米箱可以防止蟑螂等虫子爬到米中。

(3)厨房垃圾桶的摆放：人们往往注重整体厨房的设计，而忽视了垃圾桶的正确摆放位置。

最好的办法是在橱柜下方设置部分开放空间专门用于放置垃圾桶。同时，对垃圾实行分类处理。生腥垃圾最容易腐败发臭。生腥垃圾首先放在水池角部的专用沥水筐中，而后将沥过水的垃圾用没有破损的塑料袋扎紧，便可以和其他垃圾一起按照分类扔到垃圾桶去了。

(4)厨房的通风换气：厨房内的有害气体，会引起人体食欲减退、心烦、精神不振、嗜睡和疲乏无力等症状，其中苯类物质会导致癌症。油烟及各种化工产品释放的气体会伤害人体的皮肤及感觉器官。

有的人以为，操作时间打开厨房的窗户就行了，但这样效果并不理想。因为，开窗后的空气自然流通太慢，且油烟又是弥漫播散的，只有强制向外排风，才能有效地减少油烟对人体形成的污染和损害。因此应注意充分换气，最好在厨房向外的墙上安装一架功率较大的双向换气扇，同时在炉具上方安装脱排油烟机，把有害气体对人体的危害减少到最低点。

另外，厨房在不操作时，可打开窗户补充新鲜空气。同时，灶具应安排在排烟道附近，无排烟道的厨房灶具要尽可能安排在靠近窗户的地方，以免排油烟管在空中距离过长，影响空间使用。

如何改善厨房空气质量，专家提出以下几点建议：①使用优质燃料。燃气产生的有害物质较少。②使用合格的燃气具。调节燃气具的进风量,使火焰为蓝色。③使用高效的抽油烟机,并正确安装,已达到最好的通风效果。④培养科学的烹饪习惯。炒菜时不要把油加热至冒烟,油温越高油烟越大,危害也越大,使用精制油可以减少油烟。炒菜前开启抽油烟机,炒完后抽油烟机继续工作 10 分钟左右,这样就能较好地排除炒菜的油烟污染。⑤加强厨房的卫生管理。及时清理厨房垃圾,经常做卫生整理,尽量使用环保的洗涤剂。⑥注意通风。及时补充新鲜空气,可以保证燃料充分燃烧,并可带走污染气体和热量。

7. 卫生间的布置

卫生间质量设计是否科学合理,使用是否得当,与我们的健康休戚相关。

(1)卫生间的面积:理想的卫生间的面积在 5～8 平方米,最好不能低于 3 平方米,才能将坐便器、洗面器及卫浴设备安装在内。同时,在选择洁具时,更要留有一定的活动空间,洗面器、坐便器最好是选择小巧玲珑的。淋浴间或浴缸要靠墙角设置,另外,还可利用浴镜达到扩大空间的视觉效果。

(2)通风换气:卫生间是洗浴的空间,使用马桶时会产生异味,洗浴时湿度大,很容易积聚潮气,造成发霉现象。因此要保持卫生间的卫生与健康,通风换气是关键。卫生间有与室外有通风窗户的明卫和不与室外相连的封闭的暗卫之别,明卫与室外直接通风最理想,保持空气流通,使用者呼吸通畅,如果是暗卫不能直接与室外通风,为保持卫生间通风换气的需要,应安装一个功率大的换气扇。如果有条件安装卫浴通风系统装置,效果会更佳。

(3)照明装置:卫生间的照明装置必不可少,明卫间白天可有自然光照射进来,感觉比较舒适,明卫的夜间和暗卫所有的光线来自灯光和瓷砖及镜面的反射,所以,卫生间应选用柔和而不直射的灯光为宜。同时墙面的瓷砖最好选用白色或浅色调,使卫生间宽敞明亮。给人以舒适的感觉。

(4)下水地漏:卫生间的清洁,重要一环是下水地漏。为避免卫生间地面积水,地漏的位置应低于地面10～15厘米,通常地砖的铺设应保留1‰的漏水坡度,以利于经常擦洗保洁。为了避免排水道污水泛入室内,地漏水封高度应达到5厘米以上。以保持卫生间地面的干燥和空气清洁。

(5)陶瓷砖装修和防滑:陶瓷地砖是卫生间装饰装修重要组成部分。按用途可分为墙面砖和地面砖。墙面瓷砖一般采用釉面内墙砖,防水防腐性能较强,光泽度好。地面最好采用有防滑作用的瓷质砖。因为普通地砖不具备防滑功能,在沾满水渍的地砖上走动极易滑倒,所以,卫生间地面应该铺设防滑地砖,以保证卫生间的使用和安全,在铺设地砖时,要表层下做好防水层,是将水泥浆做好地面铺好防滑砖,由于卫生间是经常洗浴的地方,湿度较大,所以不宜用木地板做地面材料铺设。

(6)浴缸和淋浴房:除了地面防滑外,浴缸内外的防滑也很重要,浴缸内表面很光滑,在盛水的浴缸中移动或起身不小心容易滑倒,因此,在选择浴缸时,要选购有防滑底面的浴缸,同时,浴缸前铺设防滑垫,以保出浴万无一失。

三、糖尿病患者穿戴必知常识

1. 糖尿病患者穿衣注意事项

衣帽鞋袜能御寒保暖,防止外伤,避免外界环境中物理、化学和生物因素的侵袭。糖尿病患者机体免疫力较差,对冷热的适应性差。冬季的寒潮和夏季的热浪都可能导致糖尿病患者血糖紊乱,并发其他相关疾病。因此,糖尿病患者在一年四季当中应根据气候特点,注意衣服的选择和增减。

(1)春秋季穿衣注意要点:春季应注意及时增减衣服,否则容易伤风感冒,甚至罹患春季传染病。因为春季的气候多变。往往早晨还是旭日东升,春风送暖;中午却阳光暴晒,气温骤升,稍一活动便浑身出汗,大有夏天之味道;然而下午也可能狂风大作,寒流突袭,出现所谓的"倒春寒"。一天的气温相差可达十余摄氏度,甚至二十摄氏度。所以,此时由棉衣换毛衣或夹衣不要过早,宁可让身体暖和一点,也不要冒寒找病。从秋到冬,气温是逐步地降低,"一阵秋风一层凉,一场秋雨一场霜",气温日差不如春季大。此时不宜过快地增添衣服,让身体渐渐地适应寒冷,锻炼身体的耐寒能力,有利于防止冬季感冒。

"春捂秋冻",这是自古以来我国劳动人民防病健身的经验总结。但是"捂"或"冻"都有一个限度,不能过分,否则对身体有害。老年人机体的体温调节机制较差,增减衣服更应慎重。一般地讲,宜偏重于"捂"或"暖"。

(2)夏季穿衣注意要点:糖尿病患者夏季穿衣应以暖、轻、软、宽大、简单为原则。夏季,最好不要穿深色的衣服,要选择那些吸汗能力强、通气性好、开口部分宽、穿着舒服、便于洗涤的衣服,以便体热的散发、传导。丝绸不易与湿皮肤紧贴,易于散热,做夏装最合适。

贴身衣服最好用棉布或棉织品,不宜穿化纤衣服。因为化纤内衣带静电,对皮肤有刺激作用,容易引起老年人皮肤瘙痒。但有些患风湿性关节炎的老年人则可以穿用氯纶制成的裤子,因为氯纶产生的静电,对治疗风湿性关节炎有一定的帮助。

(3)冬季穿衣注意要点:冬季来临,我们都喜欢穿着厚厚的衣服,把自己裹得严严实实的。但对糖尿病患者而言,冬季穿衣除了注意保暖的同时,还应注意以下几点。

①穿衣别裹太紧。因为,糖尿病患者穿衣过紧会造成血液循环不畅,最容易导致血液循环的远端(尤其是足部)肿胀,疼痛,引发糖尿病足。专家指出,糖尿病患者穿衣把身体裹紧保暖的做法是错误的。因为,只有使身体的血液循环通畅,身体才会从内到外的暖和,远端的足部也才会感到暖和。而保持血液循环通畅最好的办法则是多活动。

糖尿病患者尤其是老年糖尿病患者,禁忌领口紧、腰口紧、袜口紧等。

高领衣服或领口较紧的羊毛衫、毛衣,领带等不仅影响心脏向头颈部运送血液,而且容易发生颈动脉窦综合征。

老年患者随着年龄的增长,心脏跳动的力量逐渐减弱,血管硬化失去弹性,心脏向脑部供血本来就很费力。如果再加上领口的束缚,心脏的负担就更加重了。另外,过紧的领口压迫了颈部的颈动脉窦中压力感受器,通过神经反射,引起血压下降和心跳减慢,使脑部发生供血不足,出现头痛、头晕、恶心、眼冒金花等现象,尤其是患有高血压、动脉硬化、冠心病、糖尿病的人,很容易发生晕倒和休克。

腰部是身体的支柱,过紧的腰口束缚着腰部的骨骼和肌肉,不仅影响血液流通与营养供应,而且往往使腰痛加重。另外,还把腹腔里的肠子束得紧紧的,使肠子不能通过蠕动来消化食物。尤其是腰部有病和肠胃有病的人,长期穿腰口紧的裤子,往往使症状加重。

过紧的袜口,常把脚的踝部勒得紧紧的,好像打上了一堵墙,使心脏有营养的血液不能顺利往脚上流,也不能使脚上含废物的血液往心脏流,时间长了,便会引起脚胀、腿肿、脚凉、脚痛、腿脚麻木无力,使人从腿脚衰老到生命衰老的过程增快。

②保暖多穿几层衣。糖尿病患者,冬天出门一定要戴帽子、戴手套,做好防寒措施。穿衣除了要选择宽松的衣服外,更需要多穿几层衣服,才能保暖,有效预防感冒。

2. 糖尿病患者袜子的选择与穿着

(1)糖尿病患者要首选纯棉线织成的袜子:因为纯棉的袜子吸汗,可以保持足部的干燥。与丝质的袜子相比,棉袜更加柔软舒适,减少足部与鞋的摩擦,从而减少破烂、感染的机会。此外,纯棉袜子保暖性也较其他袜子更好。

(2)要选颜色较浅的袜子:糖尿病患者足部周边神经发生病变,使患者的保护性感觉减退甚至丧失,有时足部发生溃烂也没有感觉到,深色的袜子就容易掩盖蛛丝马迹。而分泌物渗到色浅的袜子上,穿脱衣服时一眼就能发现。

(3)拒绝穿过紧的弹力袜:糖尿病患者足部血供本身就少,弹性较大的袜子容易紧绷在脚上,加重足部的血运障碍,从而导致足部缺血、破溃。最好选择具有缓冲震动吸收垫技术的袜子,这种袜子本身既不很厚,又能透气,吸收振动,有效防止糖尿病患者足部创伤。

(4)选工艺质量好的袜子:在挑选袜子过程中,选择手工材质较好的袜子,这种袜子对袜顶的接缝处采用精心处理,可以防止袜子接缝对脚部产生较多的摩擦而造成损害。

(5)最好选择采用特殊袜口编织技术的袜子:普通的袜子袜口太紧,不适合糖尿病患者。经过特殊袜口编织技术的袜子不会太紧,有利于促进足、腿部的血液循环。

3. 糖尿病患者鞋子的选择和穿着

减轻足部压力是预防和治疗糖尿病足溃疡的最重要手段,但减轻压力并不等于所穿的鞋越宽松越好。人穿鞋是为了避免脚受伤,但鞋必须合脚才能起到保护作用,太大、太小,或太宽、太窄的鞋,都会引起脚局部受压、损伤甚至永久的畸形。在选择鞋时,要坚持鞋符合脚型,一定不要强迫用脚去适应鞋子的原则。大量的研究表明,对糖尿病患者穿着的鞋袜及方法进行积极地干预,能有效地预防糖尿病足溃疡的发生。

一看：首先，看鞋面，要挑柔软、材料透气的鞋。其次，看鞋底厚不厚。厚底鞋能分散患者脚底所受的力，减少脚变形的几率。再次，看鞋膛宽不宽，也就是鞋的前部空间是否充裕。糖尿病患者绝对不能穿尖头鞋、高跟鞋。患者的脚一旦被挤，很容易导致畸形。最后，看鞋腰高度，鞋腰过高会摩擦脚踝，引起破溃。

二摸：在选鞋的时候要把手伸进鞋里摸，特别是眼睛看不到的地方，以免有突出的线头或接缝。由于糖尿病患者脚部感觉麻木，一般人能察觉出来的硌痛他们没感觉，就会造成损伤。另外要按一下鞋垫，挑鞋垫软一点的，这样能分散足底受力。

三试：选择的鞋子柔软和舒适的前提下，一定要跟脚。足踝专家建议患者买系带或有撕拉扣等可以调节肥瘦的鞋，这样能让鞋尽量适应脚。另外，试鞋时，抬起脚跟，让鞋底弯曲，看鞋底的折线是否与脚底一致，否则鞋就不跟脚。刚买的新鞋，应在家中先试穿20～30分钟，脱下鞋后检查双脚是否有压红的区域或摩擦的痕迹。如果有，应设法撑大或弃之不用。千万不要一开始就将新鞋整天穿在脚上，而应该从每天穿1～2小时开始，逐渐增加新鞋穿戴时间，确保及时发现潜在的问题。

特别提出的是，糖尿病患者应避免穿露出脚趾的拖鞋和凉鞋。

四、糖尿病患者居家日常血糖监测

1. 糖尿病患者居家日常血糖监测的意义和目的

控制血糖保持血糖平稳是防治糖尿病的最根本手段，而糖尿病患者由于营养代谢功能的障碍，内、外环境的微小改变都会导致血糖的波动，（诸如气候变化、饮食不当、紧张劳累、情绪波动等），为保证血糖控制在理想的水平，就需要经常对糖尿病的一些指标进行监测或自我监测，获取血糖及有关代谢异常的信息，依次作为调整饮食、运动及药物治疗的可靠依据，判断现行的治疗是否正确，是否达标。这样做，除能严格控制高血糖外，还能防止医源性低血糖的发生。

每个自我监测的糖尿病患者，事先都要进行有关监测意义、监测技术、结果分析及用药方法的培训，可使患者较全面的了解和掌握糖尿病的有关知识。

2. 糖尿病患者日常血糖监测方法

糖尿病患者在家中进行血糖自我监测已经成为糖尿病强化治疗的一个重要组成部分。在进行血糖监测的时候，应该多点位测定，以便为全天的血糖浓度的变化提供最好的评估。建议每位患者在确定血糖监测时间和频率前，先和您的医生商量和探讨。

通常情况下每周只需测1天7个点血糖：3餐前及3餐后2小时和睡前血糖即可。当近期血糖常常较高时，应该监测空腹及餐后 2 小时血糖,能较准确地反映出血糖升高的程度。而当近期经常出现低血糖时,最好监测餐前血糖和夜间血糖。

对于血糖控制较稳定的患者,血糖监测的间隔可以较长,1 周、2 周或更长。但对于近期血糖波动较大的患者,则需根据病情增加监测频率,有下列情况时应加强监测:①使用胰岛素治疗。②新确诊的糖尿病患者。③血糖控制不佳及发生低血糖的患者。④药物更换或调整剂量的患者。⑤妊娠的患者。⑥各种打乱平时常规生活的情况如生病、手术、外出、激动等。

糖尿病患者在运动前后和饮酒以后容易发生严重的低血糖,这时进行血糖监测也是很有必要的。此外驾车时发生低血糖非常危险的,因此驱车前检测血糖是十分有益的习惯。血糖自我监测技术应让专科医师或相应的医疗保健小组每年做 1～2 次,进行核准,特别是有时与糖化血红蛋白或临床状态不符时,建议抽取静脉血测血糖。

3. 家用血糖仪的选择和使用方法

(1)血糖仪的类型:按照测糖技术血糖仪可以分为电化学法测试(电极型)和反射技术测试(光电型)两大类:

光电血糖仪类似 CD 机,有一个光电头,它通过酶与葡萄糖的反应产生的中间物(带颜色物质),运用检测器检测试纸反射面的反射光的强度,将这些反射光的强度转化成葡萄糖浓度。它的优点是价格比较便宜,缺点是探测头暴露在空气里,很容易受到污染,影响测试结果,误差范围在正负0.8,使用寿命比较短,一般在两年之内是比较准确的,两年后应到维修站做一次校准。

电极型的测试原理更科学,是运用电流计数装置读取酶与葡萄糖反应产生的电子数量,再转化成葡萄糖浓度读数。该型血糖仪电极口内藏,可以避免污染,误差范围在正负0.2。精度高,正常使用的情况下,不需要校准,寿命长。

从采血方式上,血糖仪也可以分为两种,一是抹血式,一是吸血式。

抹血的机器一般采血量比较大,患者比较痛苦,如果采血偏多,还会影响测试结果,血量不足,操作就会失败,浪费试纸,这种血糖仪多为光电式的。吸血式的血糖仪,试纸自己控制血样计量,不会因为血量的问题出现结果偏差,操作方便,用试纸点一下血滴就可以了。

(2)选择注意事项

①准确度。准确度是购买血糖仪首要关注的问题。家用血糖仪虽然达不到生化仪测静脉血的精确度,但其测得的血糖值应与其测试值相近,差别越小越好。有些血糖仪内置了校正功能,可得到与生化仪测静脉血近似的结果,购买时可优先考虑。

②方便性。应便于携带,以利于在外出时随时监测。操作步骤应该简单,如果检测步骤较多,患者自测时容易失败。对于老年病人或合并有视力下降者,应选用显示字体够大、数字简洁明了的血糖仪。

③功能性。要注意记忆容量大小及是否附带时间和日期等功能。没有时间和日期的储存结果,难以分清餐后血

糖和空腹血糖值。有些血糖仪具有自动抛弃试纸、自动开机、计算平均值等功能,会给患者的日常检测带来方便。

④性价比。不仅要看仪器的价格,还要考虑耗材的开销,如试纸、电池、取血针等,可优先考虑整体性价比高的产品。

(3)使用时注意四点

①测试前应核对、调整血糖仪显示的代码,使之与试纸条包装盒上的代码相一致,确认代码无误后方可测试。

②血糖仪试纸一定要注意密封和防潮,使用时取出试纸应立即盖上盒盖。注意不可放冰箱储存。

③采血时按摩手指以增加血液循环,手臂下垂 30 秒,使血液充分流到指尖。采血部位消毒过后残留的酒精太多,应用干棉签擦拭或等酒精挥发后再采血,以免有误差。刺破皮肤后勿加力挤压,以免组织液混入血样,造成检测结果偏差。

④检测时若采血量不足,会导致检测失败或测得结果偏低;如血滴过大,溢出测定区,会影响测定结果。因此,无论血量不足还是血量过多,都必须用新的试纸重新检测。

4. 做好血糖监测日记

血糖监测日记是反应糖尿病患者病情重要记录,每位患者都应有自己的血糖自我监测日记,并养成每天记录的良好习惯,血糖自我监测的日记内容包括:

测血糖的日期、时间。与吃饭的关系,即饭前还是饭后。血糖的结果。注射胰岛素或口服降糖药的时间和种类、剂量。任何影响血糖的因素,如进食的食物种类及数量、运动量、生病情况等。低血糖症状出现的时间、与药物、进食或运动的关系、症状的体验等。

　　每次去医院看病时应带好血糖监测日记,与医生讨论如何调整治疗。血糖监测记录见表17。

表17　血糖监测记录表

日　期	空　腹		早餐后2		午餐前		午餐后2		晚餐前		晚餐后2		睡前		加测	
	时间	数值	时间	数值	时间	数值	时间	数值	时间	数值	时间	数值	时间	数值	时间	数值

第四章　行——糖尿病患者必知的运动常识

一、糖尿病运动疗法基础知识

1. 糖尿病运动治疗的意义和作用

生命在于运动,恰当的运动有益身体健康,对糖尿病患者而言,科学、合理、有规律的运动更是一种治疗糖尿病的重要手段。运动和饮食被称为治疗糖尿病的两大最基础疗法,只有在这两大基础之上,糖尿病的药物治疗才能发挥最大的效果。运动治疗有以下作用。

(1)促进减肥:多数糖尿病患者为肥胖型,很少参加体力活动。轻型肥胖患者,可以通过饮食疗法和运动疗法,使体内脂肪减少,体重减轻,增加对胰岛素的敏感性而有利于控制糖尿病。

(2)促进组织细胞对糖的利用:运动时增加肌肉收缩,使摄取葡萄糖的能力加强,脂肪被充分利用,促进细胞对糖的吸收而使血糖下降,血脂水平亦下降,则有利于控制糖尿病及预防冠心病、脑血管病等并发症的发生。

(3)增强体质:体质弱的患者,可通过锻炼提高抗病能力,以减少感染等并发症;患者参加体力活动后,可以减少胰岛素和口服降血糖药物的用量。

(4)防治糖尿病并发症:长期规律运动能增强机体抗氧化酶的活性,提升机体抗氧化应激的能力,预防和治疗糖尿病的并发症。

(5)调节精神状态:运动可以从心理和生理两方面来改善糖尿病患者的精神状态。经常运动心态乐观,心情愉悦,不容易患抑郁症。运动使中枢神经系统去甲肾上腺素传递增加,下丘脑肾上腺皮质系统、5-羟色胺合成等的变化,这些激素的变化均会改善糖尿病患者的心理状态。

2. 糖尿病患者运动治疗的原则

糖尿病患者的运动治疗与正常人相比具有较大的特殊性,其运动的方式、量、强度及持续时间,应因人而异,因时而变。为确保运动安全有效,应注意遵循以下原则。

(1)糖尿病患者一般体质较弱,体育锻炼应从短时间的轻微活动开始,随着体质的增强,逐渐增加运动量,延长运动时间,不要过度劳累。

(2)体育锻炼宜在早餐及午餐后1小时开始,形式灵活,避免剧烈活动。运动要有规律,并持之以恒。运动强度相对固定,切忌运动量忽大忽小。

(3)体育锻炼时,应预防低血糖反应,必要时适当加餐。

(4)病情较重的患者,体育锻炼要在医师指导下循序渐进。必须在调整血糖、尿糖、酮症消失以后,做轻微的活动。

(5)糖尿病性肾病、视网膜病变、自主神经病变都属于微血管病变。这些患者在剧烈活动时易加重微血管病变,故在运动过程中,不可过累。

(6)糖尿病性心脏病、糖尿病性脑病等,都属于大动脉粥样硬化性疾病。有这些并发症的糖尿病患者,剧烈运动可使心电图发生异常;血液凝固增强,易引发脑血栓;心肌供血不足者,还可引起心绞痛、心肌梗死等。故对运动应要有所限制。

(7)随身携带糖尿病卡片,卡片上填写包括患者的姓名、年龄、住址、电话,并注明是糖尿病患者,如果出现意外,旁人该如何帮助等内容。

(8)运动将结束时,最好再做10分钟左右的恢复整理活动,而不要突然停止运动。

(9)每日检查双脚,尤其在运动后更要仔细检查,发现红肿、发绀、水疱、血疱、感染等,要及时处理。

(10)运动中感觉不舒服时,立即停止运动,原地休息,尽快到附近医院就诊。

3. 糖尿病患者运动量的判断

糖尿病患者的体质一般较弱,而且个体之间又有差异,因此,糖尿病患者一定要掌握好运动量。衡量运动量是否适宜有很多种方法,可根据运动后的心率、能量消耗情况、耐受能力、患者的反应等灵活掌握。其中,用心率计算是比较简单而实用的方法。

一般可在运动结束后立即数脉搏,可以数15秒,然后乘以4便得出每分钟心率。运动中的心率保持在(220-年龄)

×(60～85)％的范围之内,即可认为是运动量比较合适。比如一个60岁的人,他或她的运动后心率范围=(220-60)×(60～85)％=96～136次/分比较适宜。也有人主张用更为简单的方法,直接用(170-年龄)作为运动中适宜的平均心率,60岁的人平均心率应在每分钟110次上下。

4. 糖尿病患者运动强度简易判断法

以下每种运动在所列出的相应时间内锻炼,平均消耗约80千卡热能。随着运动时间的延长,所消耗的热能会逐渐增加。

(1)最低强度运动(约30分钟):散步,做简单家务,打太极拳,开车购物。

(2)低强度运动(约20分钟):跳交谊舞,下楼梯运动,平地骑车,打桌球。

(3)中等强度运动(约锻炼10分钟):平地慢跑,溜冰,做广播操,上楼梯运动,划船,打羽毛球。

(4)高强度运动(约锻炼5分钟):跳绳,游泳,举重,打篮球。

5. 糖尿病患者运动处方的制定依据

运动治疗处方应在医护人员的帮助下,根据自身的年龄、身体情况、爱好,以及生活环境条件等诸多因素,综合考虑而制定,确保运动安全而有效。

如果不结合自己的实际病情盲目参加运动,不注意运动量、饮食量、胰岛素及口服降糖药的剂量及时间,会出现酮症、低血糖等,严重者可诱发脑血管及心血管疾病。

在确定运动方案前,应先进行全面查体,了解血糖、尿糖、尿酮体情况;查心电图、肝、肾功能、测血压,看眼底等,然后向医生请教,确定适合自己的运动方式及运动量。适合糖尿病患者的运动方式有很多、一切有规律、能够持续的运动都可以。

6. 适宜糖尿病患者的运动方式

糖尿病患者的运动方式以有氧运动为主(也称耐力运动),是一种可以增强呼吸、心血管功能,改善新陈代谢,纠正血糖和血脂代谢紊乱的锻炼方法。通常采用有较多肌肉群参加的周期性运动,如步行、跑步、骑自行车、爬山、登楼、划船、游泳等,其中步行是简便易行且有效的。

(1)散步:运动强度小,对体质较差的老年糖尿病患者尤其适合。如果能在优美的绿化环境中进行,自然的气息更有益于身心健康。行走时应全身放松,眼观前方,自然而有节律地摆动上肢,每次 10～30 分钟。

(2)步行:是一种对步行距离、速度和坡度有一定要求的步行。例如,每次来回各步行 400～800 米,每 3～5 分钟走 200 米,中间休息 3 分钟;或来回各步行 1 000 米,用 18 分钟走完 1 000 米,中间休息 3～5 分钟;或来回各步行 1 000 米,其中要走一段斜坡,用 25 分钟走完 1 000 米,中间休息 8～10 分钟。

糖尿病患者可参加多种多样的体育锻炼,只要能消耗一定能量,而使全身每个部位都得到锻炼为目的,糖尿病患者也可结合自己的兴趣爱好,因地制宜地选择适合自己的运动方式。如广播体操、球类运动等都可以采用。

7. 糖尿病患者运动治疗效果判断

糖尿病患者进行运动治疗后是否有效果,可从两方面来判断:一是设定的运动治疗目标是否实现;二是运动是否安全。二者应兼顾,缺一不可。运动目标包括:血糖是否下降,体重是否趋向理想范围,心肺脏器的适应能力是否改善,肢体的活动能力是否增强等。需根据每一个患者的实际情况确定。安全性评价主要是了解运动中是否有不利于健康的事件发生,如运动损伤、运动过度诱发心绞痛、时间过长引发低血糖等。其中的关键是掌握好运动强度,可以从心率变化和自我感觉两方面来评估。

可参考如下指标。

(1)运动适宜:运动后有微汗,轻松愉快;稍感乏力,休息后可消失;次日体力充沛。

(2)运动量过大:运动后大汗,胸闷气短;非常疲劳,休息15分钟后脉搏未恢复;次日周身乏力。

(3)运动量不足:运动后无汗,无发热感;脉(心)率无变化或在休息2分钟内恢复。

8. 糖尿病患者的最佳运动时间

糖尿病患者运动应于餐后30分钟至1小时才开始,这一段时间食物消化、吸收较快,特别糖的吸收最快,因而血糖值增高。如果在这一时间段后开始锻炼,随着运动消耗能量,糖的分解代谢增强,便可使餐后增高的血糖降下来,防止血糖波动。

糖尿病患者的锻炼时间最好为下午或傍晚。因为清晨空气污染严重,尤其是浓雾之晨的空气。空气污染物中较重的固体物和颗粒一般降到地面上,而小于10微米的微粒可以长期在大气中飘浮。白天,阳光照射,地面散热,气流多由下向上,把污物带向空中,近地面大气污染浓度降低。夜间,地面温度下降,污物不仅不能向上扩散,反而趋于回降,雾天污物浓度可达最高点。此时锻炼者呼吸加深加快,污物、灰尘、细菌很容易经呼吸道进入人体内。特别是糖尿病患者抗病能力差,极易造成肺、气管感染而加重糖尿病病情。同时清晨花草、树丛释放氧气不多,二氧化碳浓度反而较白天高,这是夜间绿色植物摄取氧气、释放二氧化碳的结果。

9. 糖尿病患者运动前的准备工作

做好运动前的准备工作,并根据自身情况选择合理的运动方式和运动强度,才能保证运动的有效性和安全性。

(1)应到医院做一次全面的检查,包括血糖、糖化血红蛋白(或果糖胺)、血压、心电图、眼底、肾功能、心功能和神经系统检查。如果年龄已经超过40岁,最好做运动激发试验后的心电图,以判断心功能是否适合运动。

(2)要与医生共同讨论目前的病情是否适合运动、运动量多大最合适、哪种运动更适合、运动中应该注意什么等。

(3)选择合脚的运动鞋和棉袜,特别注意鞋的密闭性和通气性,既不能进去沙、石子之类的东西,又能保证通气。

(4)要察看进行运动的场地,地面要平整,如果是在马路上进行,要避免车流拥挤的道路,运动时最好有其他人一起在运动,让他们知道你是一位糖尿病患者,如果出现意外情况如何处理。

10. 糖尿病患者运动"三部曲"

专家指出,糖尿病患者正确的运动应该包括三个阶段。

(1)热身期:时间为 5 到 10 分钟,以缓慢开始的一些低强度、随意的运动为主,目的是身体温暖后,再做轻微的伸展运动(不做跳跃运动)。

(2)有氧运动期:时间 20 到 30 分钟,运动节奏加快,持续运动使肌肉需要消耗更多的氧,心脏活动的增强,出现心跳加快,呼吸加深等。

(3)放松期:即将结束体育运动,使四肢保持轻微活动状态,如原地踏步或漫步,然后再逐渐停止运动。

11. 糖尿病患者运动注意事项

有的糖尿病患者由于运动前准备不充分,在运动中或运动后出现饥饿感、心慌、出冷汗、头晕及四肢无力或颤抖的现象时,这是低血糖的症状。有上述症状的时候不要惊慌,要立即停止运动,就地休息,并服下随身携带的食物,一般休息 10 分钟左右低血糖即可缓解。若 10 分钟后未能缓解,可再服食物,如果情况越来越重,要及时求助于周围的人,必要时到医院就诊。

为了防止运动时及运动后发生低血糖,请尽量遵守以下原则。

（1）尽可能在饭后 1～2 小时参加运动，这时血糖较高，因而不易发生低血糖。

（2）避免在胰岛素或口服降糖药作用最强时运动，如在短效胰岛素注射后的 1 小时左右不参加运动，因为运动既消耗葡萄糖又增加血流而加大药物降糖作用，因而发生低血糖的机会很大。

（3）运动时胰岛素注射部位尽量不选大腿等运动时剧烈活动的部位。

（4）一般不在空腹时运动，有些人习惯于早饭前运动，可分为几种情况，分别对待。

如血糖＞6.6 毫摩/升，可进行运动；如血糖在 6.0 毫摩/升左右，应先进 10～15 克糖类，再运动；如低于 6.0 毫摩/升则要进食 30 克糖类后方可运动。长时间大运动量运动后的降糖作用持久，如爬山、郊游等，应及时增加进食量。

（5）如果要从事中等度以上的运动且持续时间长，须注意防止低血糖发生。可适当减少运动前的胰岛素（尤其是短效胰岛素）和口服降糖药的剂量。可在运动前及运动中间适当进食。

（6）有条件的话，可在运动前后用血糖仪各测一次毛细血管血糖，这至少有两个好处：一是及时发现低血糖。二是了解哪种运动形式、多大的运动量可降低血糖及降糖程度。

（7）因长时间大运动量的运动如郊游、爬山的降糖作用持久,故在运动后的 12 小时以内还有发生低血糖的可能。所以在运动结束后饭量也需适当加大。

12. 禁止剧烈运动的糖尿病患者

运动疗法不是对任何糖尿病患者都适合。晚期糖尿病患者,身体许多脏器已发生不可逆转的病理改变,对运动不能做出正常的生理反应,超负荷的运动会加重它们的负担,反而使病变加重,病情恶化。原则上已有并发症的糖尿病患者进行正规体育活动要特别小心,一般说来,患者不宜进行剧烈而超负荷的运动,也不宜选择刺激性强且易紧张剧烈的体育项目,并且不宜进行疲劳性运动锻炼。以下几种糖尿病患者绝对禁止剧烈运动。

(1)高血压糖尿病人血压经常超过:收缩压 200 毫米汞柱,舒张压 100 毫米汞柱。

(2)自主神经病变常有直立性低血压,末梢神经病变,足部感觉不敏感,跑步易损伤足部者。

(3)有较严重的糖尿病微血管病变者,如视网膜病变、自主神经病变,激烈运动会增加玻璃体和视网膜出血的危险性。

(4)心肌梗死、心绞痛、充血性心力衰竭、间歇性跛行,现在有症状和体征,经常有一过性脑缺血性发作者。

(5)有严重的肾衰竭者。

(6)糖尿病并发症严重感染、活动性肺结核、酮症酸中毒及肝病等均不宜参加运动。

(7)并发严重感染时。

总之,糖尿病患者在病情未控制、血糖较高时,或并发急性感染、急性并发症或心、脑、肾等严重慢性并发症时均不应参加运动锻炼。

13. 糖尿病患者运动后注意事项

(1)不要蹲着休息:糖尿病患者健身运动后若立即蹲下来休息,会阻碍下肢血液回流,影响血液循环,加重身体疲劳。因此,每次运动结束后应调整呼吸节奏,步行甩臂,并做一些放松、调整活动,促使四肢血液回流入心脏,加快恢复体能、消除疲劳。

(2)立即吃饭:运动时,特别是激烈运动时,运动神经中枢处于高度兴奋状态。在它的影响下,管理内脏器官活动的交感神经系统则加强了对消化系统活动的抑制。同时在运动时,全身血液亦进行重新分配,而且比较集中地供应了运动器官的需要,而腹腔内各器官的供应相对减少。上述因素使肠道的蠕动减弱,各种消化腺的分泌大大减少。它需在运动结束20～30分钟后才能恢复。如果急着吃饭,就会增加消化器官的负担,引起消化功能紊乱。

(3)缺少整理运动:放松性的整理活动如适宜的放松徒手操、步行、放松按摩、呼吸节律放松操等不仅能使运动者大脑皮质的兴奋性及较快的心跳、呼吸频率等恢复到运动前的安静状态,还有助于恢复肌肉的疲劳感,减轻酸胀不适,并可避免运动后头晕、乏力、恶心、呕吐、眼花等不良现象。

二、特殊糖尿病患者的运动治疗

1. 糖尿病合并心脏病患者的运动治疗

糖尿病患者一旦被诊断心脏病发作应立即接受专业护理,出院后必须进行心脏康复训练,以恢复安全自理生活的能力。经治疗后,如果在心脏负荷试验中没有出现胸痛和心电图异常的情况,可以逐渐恢复正常的活动。在运动中应注意以下几点。

(1)做足够的伸展运动来热身和放松。

(2)多次反复地轻举物体而非只举几下重物。

(3)在专业医生的指导下确定进行有氧运动时要达到的目标心率、最大心率及自我感觉能承受的强度。

(4)在运动中只要一感觉异常,立刻停止。

(5)任何时候随身携带硝酸甘油片,并要掌握正确的服用方法。

2. 糖尿病合并眼部并发症的运动治疗

眼睛是人体最宝贵的器官之一,90%信息通过它获取,但它暴露在外且非常敏感、脆弱,所以很容易受到伤害。运动对眼睛的损害可导致黄斑裂孔、视神经损伤、晶状体爆裂、视网膜脱离等。而值得重视的是,一旦发生损伤,往往不可完全逆转。

进行剧烈运动和重体力劳动时要预防视网膜脱离。尤其是有高血压、糖尿病视网膜病变的患者更应谨慎对待剧烈运动,因为此群体很容易导致运动过程中眼底出血,从而引起视网膜脱落。在开始一项运动前,首先应征得眼科医生的同意。

(1)仅有轻微单纯性视网膜病变者:通常大多数运动都是安全的,应在进行运动的时候适当降低强度。

(2)中度或重度的单纯性视网膜病变者:不但要限制那些会使血压升高的运动,如举重、俯卧撑、仰卧起坐、有屏气的运动及使头低于腰部的弯腰活动。因为这些运动,血压升高后,眼压随之升高,增加玻璃体、视网膜出血的危险。还要限制震动强度大的运动,比如跳绳、快跑、拳击和竞赛运动。

(3)增殖型视网膜病变者:除避免上述运动外,还应避免体位移动大的运动,如球赛、赛跑、接触性的有氧运动和举重等。

为了保证运动的安全,应尽可能选择开阔的运动场地,避免对抗性强、节奏迅速的篮球、乒乓球等活动,以免频繁碰撞受伤。最好是选择那些体位移动相对小的运动方式,如气功、太极拳、健身操、散步、游泳、匀速地骑单车等。

3. 糖尿病合并肾病的运动治疗

糖尿病性肾病、视网膜病变等均属于微血管病变。有这些并发症的糖尿病患者运动的耐力明显下降,在剧烈运动时,容易加重微血管病变,故在运动过程中,心率应控制在正常人最快时的 80%～85%,血压不超过 200/105 毫米汞柱。如微血管病变已到晚期，应只从事轻度的体力活动，并且要量力而行，逐渐增加运动量，不可过累。

糖尿病肾病患者经治疗，病情稳定后，可以参加轻松的活动。患者应根据自己的病情及身体条件，选择适合自己的运动方式，如散步、打太极拳等。运动量的大小、时间的长短应视各人的情况而定，一般以自己不感到劳累为宜；否则，会引起酮症，使糖尿病性肾病加重或迅速恶化。

4. 糖尿病合并高血压患者的运动治疗

糖尿病合并高血压患者，运动前血压一定要控制达标，为此必须服用一些降压药或改变饮食习惯。如果血压没控制达标就参加运动，会对心脏和血管产生不良刺激，导致中风或心脏病发作等。糖尿病患者的血压不稳定或收缩压超过 180 毫米汞柱、舒张压超过 100 毫米汞柱的情况下不宜运动。一旦血压控制达标，就要在医生的指导下参加运动锻炼，为避免引起血压有较大的升高，最好进行有规律的运动锻炼，而且是大肌肉群组的运动如散步、慢跑和骑自行车。此外，游泳也是非常好的运动项目。糖尿病合并高血压的患者在进行运动锻炼时应注意以下几点。

（1）在专业医生指导下运动。运动前应做运动测试，医生将根据测试结果，结合患者的其他病情（如是否合并冠心病）制定个体化运动处方。

（2）运动疗法只适于轻、中度高血压及临界高血压，重度高血压患者在血压没得到有效控制时不宜做运动锻炼，以免发生严重并发症。高血压病已经发生心、脑、肾并发症,如已经合并有高血压、心脏病、冠心病、不稳定型心绞痛等,且病情未稳定者,暂时不宜运动。

(3)具体运动方式可根据个人条件选择,运动强度、时间和频度也应因人而异,量力而行,循序渐进,以运动后不感到明显疲劳为度。

(4)要避免长时间静止站立。避免过度低头、用力,不要闭气。锻炼前做好热身活动,锻炼结束时要缓慢停下来。

5. 糖尿病足的患者运动治疗

糖尿病足是糖尿病最常见的并发症之一,其有两种情况:一种是开放性病变如溃疡、感染、坏疽;另一种是足部虽然没有开放性病变,但存在发生病变的危险因素,如神经病变、血管病变(通常为危险足)。原则上,有开放性病变是不适合实施运动疗法的,而没有开放性病变的危险足是可以运动的,因为适当的运动可以改善下肢与足的血液循环,但应注意以下情况。

(1)要选择合适的鞋,可选择运动鞋或布鞋,大小必须合适。

(2)每次运动前,要检查鞋内有无异物,鞋内有无破损(不穿有破损或修理过的鞋)。

(3)一旦发现有皮肤破溃,应及时到医院就诊。

(4)有足畸形或肿胀的患者以散步为宜,千万不可赤脚或穿凉鞋运动。不可选择较剧烈的运动。

(5)运动中一旦出现下肢疼痛,提示血管病变较重,应及时到医院就诊,不要坚持原来的运动,可改用其他合适的运动方式。

(6)有慢性溃疡但没有感染的患者,在使用特殊的鞋或鞋垫以保证溃疡处不受到压迫的情况下,可以适当运动。

6. 儿童糖尿病患者的运动治疗

糖尿病患儿天性活泼好动,同时缺乏足够的自控能力,为了防止因体育锻炼过量而出现的低血糖,或因运动时间长而致的脱水,进行锻炼时应注意以下事项。

(1)随身携带食物、糖果、及饮水。

(2)对额外的运动要补充相应的食物。中等量的运动,如打乒乓球、羽毛球、骑自行车等达1小时,则应补充1份的含糖类食物,如1片面包,4~6块苏打饼干,25克烧饼、馒头等。从事剧烈或持久的运动,如踢足球、游泳比赛等,除补充含糖类的食物外,还要额外补1交换份含蛋白质的食物,如1个鸡蛋、1块豆腐干、1块三明治等。

(3)进食的时间可以在运动之前或之后,也可放在运动中间,根据锻炼的时间长短及强度大小而定。剧烈运动超过1小时,还可另加餐。有条件时,最好在运动前、中、后进行血糖监测。

(4)运动进行的时间与进食也有关,如在晚上有剧烈运动,则睡前除原有加餐外,还应额外补充含糖类及蛋白质的食物。如在早上7时以前锻炼,则应在锻炼前先喝一杯牛奶,锻炼后再进早餐。不应在空腹或胰岛素作用高峰的时候锻炼。

(5)警惕与运动有关的低血糖反应。与运动有关的胰岛素低血糖反应可在锻炼后不久即出现,但也可能在 12 小时以后才发生。为防止夜间出现低血糖,睡前的血糖监测和加餐是不可缺少的。

7. 中年糖尿病患者的运动治疗

中年糖尿病患者,身体的各器官系统功能已经开始出现衰退现象,尤其是到后期,由于身体内分泌系统的急剧变化,机体功能水平进入更年期,即人体已经进入衰老时期。此时,身体各种与活动能力相关的机能水平表现出下降的趋势。肌肉力量的下降,将会造成身体活动能力的下降。

中年患者参加体育锻炼,常常会出现心理活动与身体活动背离的现象,即内心认为自己还年轻,可机体已经衰老了。这一时期的运动治疗应该是保持和恢复体力。

(1)锻炼项目的选择要符合自身条件:中年人应该根据自身需要,如自己的目的和兴趣,以及客观条件来选择锻炼项目。可以步行、慢跑、散步、骑自行车、游泳、跳健身舞、打太极拳和太极剑等,也可以进行远足、登山、垂钓等户外活动。

(2)锻炼强度要适中:40～49 岁的人运动时心率要保持在 125～145 次/分;50～59 岁的人心率保持在 120～140 次/分。最大锻炼心率不要超过 160 次/分。德国运动医学专家建议,以锻炼心率为 130 次/分的强度每天锻炼一次,每周累计锻炼的时间不少于 1 小时。

(3)锻炼要循序渐进:中年人在参加健身锻炼过程中,要坚持循序渐进、适可而止的原则,即每周运动强度、运动量和运动时间的增加幅度不要超过10%,每次锻炼强度、运动量和运动时间增加的幅度不要超过上一次的10%。要合理安排锻炼时间,每周以隔日锻炼为宜,每次锻炼40分钟。锻炼前和锻炼后,要注意安排伸展练习,避免出现运动伤害事故。

(4)运动前参加体检:中年糖尿病患者参加健身锻炼前一定要进行体检,排除运动禁忌证。若有以下疾病或情况,就要谨慎锻炼,或者征求医生的意见。

①各种原因的心脏病、心肌病,如动脉瓣狭窄、严重阻塞型心肌病、肺动脉高压等。

②血栓性疾病,如血栓闭塞性脉管炎、深静脉血栓、脑血栓等。

③肺栓塞。

④急性炎症或传染病。

⑤出血性疾病,如各种类型的白血病、血小板减少性疾病、血友病等以及消化道和呼吸道出血。

⑥运动系统疾病,如骨骼肌萎缩或类风湿病造成的运动困难、骨折、关节脱位等。

⑦肢体残疾,如上下肢截肢、先天残缺,上下肢畸形或功能障碍,脊柱畸形或功能障碍,由于中枢或周围神经受损或病变导致的躯干、四肢畸形或功能障碍等。

⑧患恶性肿瘤2年之内,原发性癌或伴随转移者。

⑨重要器官功能障碍或全身功能失调,如心肺功能障碍、肾功能障碍、慢性肾炎、严重肝病等。

⑩处于妊娠期。

⑪严重贫血或月经过多或严重痛经等。

⑫任何影响正常生活和运动的病症,如视觉障碍、智力障碍等。

8. 老年糖尿病患者的运动治疗

老年糖尿病患者的运动要做到有计划、有目的、有规律的合理运动。如果不结合自己的实际病情盲目参加运动,不注意运动量、饮食量、胰岛素及口服降糖药的剂量及时间,会出现酮症,低血糖等,严重者可诱发脑血管及心血管疾病。

首先,应进行全面查体,了解血糖、尿糖、尿酮体情况;查心电图、肝、肾功能、测血压,看眼底等,然后向医生请教,确定适合自己的运动方式及运动量。适合糖尿病患者的运动方式有很多,一切有规律、能够持续的运动都可以。而老年糖尿病患者则宜选用散步、慢走、打太极拳等较缓和的运动方式,并遵守循序渐进的方式,逐渐增加运动量及运动时间,以后每天的运动量及时间应相对固定,但每日最长不宜超过 1 小时,持之以恒。运动的时间则应在餐后 1~1.5 小时,血糖水平较高时,这样既能阻止糖原分解,又能促进肌肉利用葡萄糖。注射胰岛素的病人运动时间应避开胰岛素作用高峰时间,以免引发低血糖。至于运动量一般要达到中等强度,有效而又安全的运动是在运动中或运动后做到:不出现心脏缺血症状,不出现心律失常,掌握运动中每分钟脉搏次数不超过 170 减去年龄的限度脉率。决定开始运动治疗时,应有充分准备,以免运动不当发生意外,足部容易损伤,所以鞋子应穿宽松、鞋底柔软舒适、鞋面通气好的运动鞋、布鞋等。

老年糖尿病患者采用运动疗法后,如果感觉体力增强、精神饱满、周身舒适,血糖又有不同程度的下降,则表明运动疗法有效。相反,如果感到疲乏无力加重、精神萎靡、血糖又高低不定或反而升高,则应重新调整运动方案或暂时停止运动。

9. 妊娠糖尿病患者的运动治疗

许多研究显示,运动治疗可以显著降低妊娠时的胰岛素抵抗,帮助妊娠糖尿病患者有效控制血糖。妊娠糖尿病的运动治疗方案有很强的个体差异,并且必须在医生的指导下进行,但是如果孕妇以往有 3 次以上自发流产史的妇女,以及有多次妊娠、高血压、肺部疾患和有早产史的妇女均不能进行运动。但是,大部分妊娠糖尿病患者可以进行适度的体育运动,但请注意以下事项。

(1)每次餐前(早餐、午餐、晚餐)休息 30 分钟,监测胎儿活动情况,如果此时无胎儿活动,请不要运动,或者胎儿 24 小时活动小于 10 次,也不要进行运动。

(2)监测空腹及餐后 2 小时血糖水平,如果低于 3.3 毫摩/升或者高于 14 毫摩/升请不要进行运动,如果尿酮体阳性,也不要运动。

(3)如果没有出现上述情况,运动 20~30 分钟,运动时心率最多比平时快 50%。休息 30 分钟,注意胎儿活动情况。

（4）如果出现规律宫缩，您需要去产科就诊。

（5）记录下血糖、饮食、体育活动、胎儿活动情况。

（6）妊娠 32 周后注意每周测定胎儿心率。

三、糖尿病患者四季运动常识

1. 糖尿病患者春季运动注意事项

春季气温由冷转暖，也是人们进行运动强身健体的最佳季节。但这时候人体刚刚经历了比较寒冷的冬季，身体的各器官功能都相对下降，因此在进行运动时应注意循序渐进，特别是糖尿病患者春季的血糖波动较大，在开始运动前一定要做好准备工作，并注意以下一些细节。

（1）注意运动时间：春天，晨间气温低，湿度大，雾气重，因室内外温差悬殊，人体骤然受冷，容易患伤风感冒，使哮喘病、"老慢支"、肺心病等病情加重，故春天锻炼应在太阳升起后到户外运动为宜。

（2）做好运动前准备工作：春季人体体温调节中枢和内脏器官的功能都还未从寒冬中恢复，肌肉、关节等器官黏滞性强，因此，锻炼前必须做好充分的准备活动，以免发生肌肉或韧带拉伤以及关节扭伤等事故。

运动前必须先活动活动腰部与四肢的关节，搓搓手、脸、耳等暴露于外的部位，以促进局部血液循环，防止和避免扭伤的发生。

（3）注意感官卫生：春天雾多、风大，锻炼时肢体裸露部分不宜过大,以防雾湿的侵袭,要学会鼻吸口呼,不要呛风锻炼,练习场所宜选在宽旷的公园或宁静的湖畔。

(4)注意防寒保暖:早春气候多变,户外锻炼时衣着穿戴要适宜,随时注意防寒保暖,以免出汗后受凉,切忌在大汗淋漓后脱下衣服或在风口处休息,剧烈活动后,不应骤停休息,应用干毛巾擦干身上的汗水,并及时穿好御寒衣服。

2. 糖尿病患者夏季运动注意事项

夏季气温高,不少糖尿病患者或多或少存在神经或血管病变,体温和水盐调节能力较差,容易脱水、失盐。因此,在夏季进行运动锻炼一方面要预防中暑,另一方面还要注意防止运动性损伤。运动中要注意以下几点。

(1)预防中暑:避免太阳高照时活动,以免中暑。运动装以浅颜色的棉制衣服为宜,可以减少热量的吸收,穿起来比较凉快;深颜色的衣服会吸收更多的热能,穿起来比较闷热。棉织品透热、吸汗优于化纤制品。夏季糖尿病患者要注意补足水分,饮水时尽量选用凉开水,忌饮用含糖和含碳酸水饮料。

一旦出现中暑症状,应立即到阴凉通风处坐下,喝些凉盐开水,呼吸新鲜空气,在头额部或腋下等处进行冷敷。有头晕、头痛、恶心、呕吐等症状时,可服用人丹、十滴水等祛暑药物。如经过处理仍不见好转,应立即到医院就诊。

(2)避免阳光直射:夏季每天上午 11 时到下午 4 时是紫外线、红外线最强的时候。过强的紫外线可造成皮肤和眼睛的损伤,并可致皮肤癌。而长时间照射红外线,可使颅内温度上升,脑膜出现炎症,发生日射病。因此应尽量避免在阳光最强的时候在室外运动,更不可光着上身运动。

(3)加强足部保护:夏天赤足的机会较多、且足部出汗也多,容易引起足部外伤、真菌、细菌感染,而导致足溃疡、感染、甚至截肢的发生。建议加强足部保护:①定期检查足部、剪趾甲、修胼胝。②每日查看脚部有无水疱、抓伤或破损。如有足部起疱、疼痛,必须及时就医。③不赤脚行走,尤其是在沙滩或游泳池内,以防损伤。④鞋袜要合脚。羊毛袜或棉袜,不能有破洞、起球;鞋大小要合适,宽松,不能刚合脚,避免坚硬的鞋,尤其是前后端暴露的凉鞋、拖鞋。

(4)忌用冷饮降温:在身体温度很高的情况下吃冷饮会伤害肠胃。这是因为运动时大量血液涌向肌肉和体表,而消化系统则处于相对贫血状态,这时进食大量冷饮不仅会降低胃的温度,还会冲淡胃液,使胃的生理功能受损,轻者会引起消化不良、呕吐、腹泻、腹痛等急性胃肠炎,重者还可能为以后患慢性胃炎、胃溃疡等埋下祸根。运动后温稀盐水是最好的饮料。

(5)运动后不要立即冲凉:人体充分运动后会大汗淋漓,全身的毛孔都打开了。如果这时突然用冷水浇身,会引起感冒、发热。且冲凉并不能帮助肌肉放松,反而会使肌肉更加紧张。正确的方法是等身上的汗都干了,再用温水冲澡,水温应高于体温1℃~2℃。

3. 糖尿病患者秋季运动注意事项

秋令时节,糖尿病患者坚持适宜的运动锻炼,可以调心养肺,提高内脏器官的功能,以及增强自身各组织器官的免疫功能和身体对外寒冷刺激的抵御能力,还可以为糖尿病患者抵抗寒冬打下较好的健康基础。但是,秋季的气候昼夜温差大,气候干燥,要想收到良好的运动效果,在运动时,应注意以下几点。

(1)运动时适当少穿:只要身体健康,无论大人小孩,都要适当少穿一些。因为微寒的刺激,可以提高大脑的兴奋性,增加血流量,增强皮肤代谢功能,有利于疾病的预防。但要因个人体质及运动量大小而定,以身体不过于感到冷凉为宜。

(2)运动量不宜过大:秋天是锻炼的好季节,但此时由于人体阴精阳气正处在收敛内养阶段,故运动也应顺应这一原则,即运动量不宜过大,以防出汗过多,阳气耗损,运动宜选择轻松平缓、活动量不大的项目。

(3)做好运动前准备工作:由于人在气温下降环境下会反射性地引起血管收缩,肌肉伸展度明显降低,关节生理活动度减小,神经系统对运动器官调控能力下降,因而极易造成肌肉、肌腱、韧带及关节的运动损伤。因此,每次运动前一定要注意做好充分的准备活动。

(4)避免感冒:秋日清晨气温较低,不可穿着单衣去户外活动,应根据户外的气温变化来增减衣服。锻炼时不宜一下脱得太多,应待身体发热后,方可脱下过多的衣服。锻炼后切忌穿着汗湿的衣服在冷风中逗留,以防身体着凉。

4. 糖尿病患者冬季运动注意事项

冬季人的免疫力下降,容易生病,尤其是糖尿病患者血糖也将因饮食摄入增多、天气寒冷等原因变得难以控制。因此,在冬季进行运动时应比日常更注意保护好身体。运动时应注意以下几点。

(1)注意保暖:一般在刚开始运动的时候,一定要穿长袖,等微微出汗后,可以脱掉长袖衣服,但是运动完后,要马上穿上衣服。

(2)重视运动前热身:天气寒冷,人体各器官系统保护性收缩,肌肉、肌腱和韧带的弹力和伸展性降低,肌肉的黏滞性增强,关节活动范围减小,再加上空气湿度较小,所以使人感到干渴烦躁,感到身体发僵,不易舒展。如果不做热身活动就锻炼,往往会造成肌肉拉伤、关节扭伤。所以在冬季进行健身锻炼时,尤其是在室外,首先要做好充分的热身活动,通过慢跑、徒手操和轻器械的少量练习,使身体发热微微出汗后,再投身到健身运动中。

(3)及时补充水分:冬季气候干燥,在进行户外锻炼时所需的水分同夏季是一样多的。饮用的水可以是普通水或运动饮料。此外,有些人会喝一杯热咖啡或吃一块巧克力再出去锻炼,这是不科学的做法,因为其中含有咖啡因,会造成人体失水。

(4)保持运动环境空气流通:人在密闭的环境中锻炼容易出现头晕、疲劳、恶心、食欲缺乏等现象,锻炼效果自然不佳。因此,在室内进行锻炼时,一定要保持室内空气流通、新鲜。

四、糖尿病患者运动方式推荐

1. 太 极 拳

太极拳属于我国传统的体育养生术,具有轻松柔和、连贯均匀、圆活自然的特点,对中枢神经系统、呼吸系统、心血管系统、消化系统、骨骼肌肉等运动器官都有良好作用。再加上它要求意识引导动作,配合均匀深长的呼吸,练习之后,周身经络疏通、血脉流畅、身心舒适、精神爽快,尤其适合糖尿病和慢性疾病患者练习。

糖尿病患者多合并高血压、脂代谢紊乱,发生心血管系统疾病的危险很大,而练习太极拳对于预防动脉硬化症,保持心血管系统的正常功能有良好效果。有人对国内部分老年人进行调查,结果发现经常练太极拳的老年人血压平均为 126/79 毫米汞柱,周围血管硬化发生率为 37.5%;而一般老人的血压则为 155/82 毫米汞柱,周围血管硬化发生率为 46.4%。

糖尿病患者容易发生骨关节疾病如骨质疏松症、骨性关节炎等。太极拳的动作涉及全身各主要关节和肌肉群,长期练习可增进关节灵活性,增强韧带的柔韧性,延缓骨的退行性改变。运动医学专家的对比研究发现,练太极拳的老人,脊柱、肌肉、肌腱的老化程度比不练的老年人轻,脊柱发生老年性变形者少,脊柱活动度较好,大多数人向前弯腰时手指能触地,有人还能用手掌或拳触地。常见的畸形性脊柱炎、骨质疏松症、关节酸痛在练拳老年人中很少见。而一般老年人脊柱变形者较多,脊柱活动性较差,只有少数人弯腰时手指能触地,发生骨质疏松症、骨质增生等改变者也较多。说明太极拳能推迟老年人骨骼老化。另外,太极拳可明显改善人体的平衡功能,可使因平衡不良所致的老年人骨折率下降47.3%。

此外,糖尿病患者发生脑血管疾病概率很高,练太极拳时全神贯注,使大脑皮质兴奋和抑制过程能很好集中,对改善脑功能、防治老年性痴呆有好处;练习太极拳时要求腹式呼吸,能促进腹腔器官的血液循环,促进胃肠蠕动,改善糖尿病患者的消化功能。太极拳的舒缓运动,还可明显改善肺脏的通气与换气功能。

2. 拍手操

拍手操是一种简易运动,可以改善上下肢协调,促进全身血液循环,特别是末梢神经系统的改善,舒筋活血。如果每日散步后1小时做拍手操20至30分钟,还可以降低餐后血糖。

第一节(四八拍)

①双手交替拍手。②双脚原地踏步。

第二节(四八拍)

①双手向左、向右、向上、向下拍打二拍。②双脚向左、向右、向前、向后移动二拍。

第三节(四八拍)

①双手向左、向右拍打二拍;向左再拍手二拍。②双脚

向左移动四拍。③双手向右、向左拍打二拍;向右再拍手二拍。④双脚向右移动四拍。

第四节(四八拍)

①双手向左、向右拍手二拍,中间拍手二拍。②双脚向前、向后"V"字步四拍。

第五节同第一节一样。

3.跳　绳

跳绳花样繁多,可简可繁,随时可做,一学就会,特别适宜在气温较低的季节作为健身运动,而且对女性尤为适宜。从运动量来说,持续跳绳 10 分钟,与慢跑 30 分钟或跳健身舞 20 分钟相差无几,可谓耗时少,耗能大的有氧运动。

跳绳能增强人体心血管、呼吸和神经系统的功能。研究证实,跳绳可以预防诸如糖尿病、关节炎、肥胖症、骨质疏松、高血压、肌肉萎缩、高血脂、失眠症、抑郁症、更年期综合征等多种病症,对哺乳期和绝经期妇女来说,跳绳还兼有放松情绪的积极作用,因而也有利于女性的心理健康。

(1)跳绳渐进计划:初学时,仅在原地跳 1 分钟;3 天后即可连续跳 3 分钟;3 个月后可连续跳上 10 分钟;半年后每天可实行"系列跳"如每次连跳 3 分钟,共 5 次,直到一次连续跳上半小时。一次跳半小时,就相当于慢跑 90 分钟的运动量,已是标准的有氧健身运动。

(2)跳绳注意事项

①跳绳者应穿质地软、重量轻的高帮鞋,避免脚踝受伤。

②绳子软硬、粗细适中。初学者通常宜用硬绳,熟练后

可改为软绳。

③选择软硬适中的草坪、木质地板和泥土地的场地较好,切莫在硬性水泥地上跳绳,以免损伤关节,并易引起头晕。

④跳绳时须放松肌肉和关节,脚尖和脚跟须用力协调,防止扭伤。

⑤胖人和中年妇女宜采用双脚同时起落。同时,上跃也不要太高,以免关节因过于负重而受伤。

⑥跳绳前先让足部、腿部、腕部、踝部做些准备活动,跳绳后则可做些放松活动。

4. 门 球

门球的运动量小,动作比较缓慢,没有剧烈的冲撞,既安全,又富有情趣,对人的身心健康有很大的保健作用。是一项很受欢迎的体育运动项目。

门球对一些体质较弱或者身体过于肥胖的糖尿病患者来说更适合。门球在双方的迫、守、躲、按的过程中,可使臂、腿、腰得到锻炼,起到延年益寿的作用;打门球要求战术的整体配合,及时判断对抗关系和自己一方的互补关系,能增强脑细胞的活力,延缓大脑的老化过程。

5. 游 泳

游泳对多种慢性疾病有一定的治疗作用,糖尿病患者在自身条件许可的情况下可以参加游泳训练。其具有其他运动没有的独特的治疗效果。

通过游泳锻炼,可增强人体神经系统的功能,改善血液循环,提高对营养物质的消化和吸收,从而能增强体质,增强对疾病的抵抗力,并获得良好的治疗效果。游泳锻炼还能增强人体各器官、系统的功能,慢性病人通过游泳锻炼,可增强发育不健全的器官、系统的功能,使已衰弱的器官、系统的功能得到恢复和增强,从而使疾病得到治疗。

掌握游泳锻炼的运动量的方法有多种,但对普通游泳爱好者来说,最为简便的方法,是根据游泳者脉搏变化的情况,来衡量运动量的大小。我国正常人安静脉搏频率为每分钟 60~80 次。经常参加游泳锻炼的人,安静脉搏频率较为缓慢,为每分钟 50~60 次;锻炼有素的人,脉率还要低一些。对普通的游泳爱好者来说,每次游泳后,脉搏频率达到每分钟 120~140 次,此次锻炼的运动量则为大运动量;脉搏频率为每分钟 90~110 次,则为中运动量;游泳锻炼后,脉搏变化不大,其增加的次数在 10 次以内,则为小运动量。

选择游泳锻炼的运动量时,要因人而异,量力而行。普通的游泳爱好者,即使是年轻力壮者,每周大运动量的锻炼,也不应超过 2 次;而中年人则以中等的运动量为宜,不要或少进行运动量过大的游泳锻炼;老年人最适宜小运动量和中等偏小的运动量的游泳锻炼。

6. 放风筝

风筝在我国有两千多年的历史,是我国人们喜爱的一种传统户外活动。医学专家认为放风筝这项运动十分适合老年人。首先,放风筝时,如果风力较大时,对身体的负荷也很大。除了上肢运动之外,有时候也需要调动全身各部位来参与。其次,放风筝是一种间歇运动,简单地说就是人可以牵扯一会儿,放松一会儿,这样健身的效果就比较理想。另外,放风筝一般会选择较为宽阔的场地,当我们看着风筝在天空飞翔时,对心情的调节也非常有益。

在户外放风筝,虽然乐趣多多,但也不要忽略一些有关健康的注意事项。

(1)场地的选择:放风筝应选择宽阔平坦的场所,如公园、广场、郊区、田野等,尽可能远离交通要道、高层建筑、树木丛林等,尤其要避免接近高压线、发射塔等,以免发生危险。

(2)做好准备工作:户外放风筝要做好防晒和保暖。对糖尿病患者来说,外出运动最好戴遮阳帽和墨镜。戴墨镜可防治紫外线对眼睛的伤害。夏季要避免在高温的时候外出。另外,外出活动一定要记得带水,少量、多次地饮水,不要等运动完,大量出汗后再大量地饮水。必要时应随身携带糖果、小点心等。

(3)强度要适当:放风筝也有一定的运动量,对糖尿病患者来说要量力而行。尽量避免来回奔跑。运动前要充分活动颈部、腿部。仰头的时间不要太久,注意劳逸结合。保持同一个姿势时间太久,容易造成颈肩部肌肉紧张,疲劳,加重病情。有椎动脉供血不足者在参与此项运动时,要尽量避免突然转头,防止椎动脉供血不足而发生脑血管意外。要根据自己的身体状况,调节放风筝的时间。

7. 踢毽子

踢毽子在我国已有2000多年的历史,医学专家认为,踢毽子与其他运动相比,其独到之处在于,它对调节人的眼、脑、神经系统和四肢的支配能力有着特殊的功能。

踢毽子对糖尿病患者有特别的帮助。糖尿病患者由于血糖偏高,缺乏运动,下肢会逐渐萎缩,而踢毽子主要以腿部、脚部运动为主,从而带动全身血液循环,这对血糖的调节起着很重要的作用。另外,踢毽子对颈椎病、腰椎间盘突出、肩颈病和坐骨神经痛等慢性疾病也会起到很好的缓解作用。

踢毽子的技术动作需要四肢通力配合,是一项全身运动。它主要以下肢做盘、磕、拐、蹦、落等动作来完成,通过抬腿、跳跃、屈体、转身等运动使脚、腿、腰、颈、眼等身体各部分得到锻炼,其中最显著的区别在于它的动作可以让人体的关节得到横向摆动,带动了身体最为迟钝的部位,从而大大提高了各个关节的柔韧和身体的灵活性。

踢毽子要求技术动作准确、使毽子在空中飞舞不能落地,每种动作需在瞬间完成,这样就会使人的大脑高度集中,心身专一,从而排除了杂念,使习毽者感到身心舒畅,活力无限。

踢毽子还具有一定的娱乐性和艺术性。“走毽”时,大家围拢在一起,你一脚我一脚,小小的毽子在人群中上下飞舞,不但可以强身,还可以增进朋友间的感情。

五、糖尿病患者外出旅行必知常识

1. 糖尿病患者旅游注意事项

不少糖尿病患者因担心病情波动或治疗不便而不敢外出旅行。其实适度的旅行是有利于糖尿病病情康复的。糖尿病患者只要病情稳定,做好准备,注意服药以及运动量适度,是可以旅游的。但在旅游前必须做好充分的准备工作。

(1)出发前最好测空腹血糖、餐后血糖和糖化血红蛋白(如有其他并发症还应检查有关指标),根据测定的结果,咨询医生自己能否参加旅游,并请医生写一份关于病情、所用药物及剂量的材料带在身边。如果病情不稳定,血糖持续偏高、剧烈波动就不宜旅行;如果患有严重糖尿病慢性并发症的人,如失明、肾功能不全、心功能衰竭等,一般不宜远行;伴有感染、酸中毒或其他急性并发症则禁忌外出旅行。

(2)带上病历卡或病情卡以备发生意外时供医生参考;备好足够的药物,注射胰岛素者还应携带注射器械(如笔和针头)以及消毒用品;尽可能带上血糖监测仪,以备随时监测血糖;口袋里一定要备几粒糖果、巧克力和饼干等以备发生低血糖时急用。

(3)在饮食方面,选择餐饮店要卫生,以素食为主,荤素搭配,以少油、少盐、清淡、低热能为原则。还应告诉厨师烹调时不用白糖,含有丰富糖分的水果也应该避免吃,如荔枝、桂圆、香蕉等;油炸食物去皮后再吃,至于油脂高的食物,像鸭皮、鸡皮、肥肉等,可以先剔除,建议选择骨头较多的部分食用。对于浓汤或勾芡,以及汤中的肉品,因含有大量的淀粉、油脂,应该避免食用。

(4)旅途中的饮食和运动量尽可能保持和平时相接近的程度,如超过较大范围,则应及时监测血糖,按所测的血糖值调整饮食和运动量,必要时则应安排休整时间。注射胰岛素的患者,尽量选择在腹部注射,不要在四肢部位注射,因为四肢的运动容易导致胰岛素吸收过快;另外不要在胰岛素作用的高峰进行爬山等激烈的活动,最好在餐后1小时再开始运动。如果活动后出现低血糖症状,立即食用随身携带的水果糖、饼干。如果当天的运动量比较大,小心当天晚上和第二天出现低血糖,最好能够在晚上加一餐牛奶。

2. 不宜远游的糖尿病患者

(1)难以用口服降糖药物或胰岛素控制血糖者。

(2)需要依赖大剂量的药物,远远超过一般用药量才能控制血糖者。

(3)糖尿病伴有酮症、低血糖、视网膜出血、未控制的高血压和不稳定心绞痛者。

(4)糖尿病患者曾不止一次突发酮症酸中毒、高渗性非酮症昏迷或最近3个月曾有上述疾病发作者。

3. 糖尿病患者驾车注意事项

糖尿病患者如果病情没有得到平稳控制,那么其神经系统的反应速度将大大降低。特别是在服用降血糖药后,如果在驾驶途中不能按时用餐，很容易发生低血糖。此时，司机的定向能力、自控能力都会受到影响。一旦司机的思维判断出现误差，就很容易发生意外事故。为此，糖尿病患者开车应注意以下几点。

第一，要积极控制好糖尿病，使血糖长期保持在稳定的水平。做到定期监测，按时服药。

第二，要了解自己所用降糖药的特性，在降糖药物发挥作用的高峰期（在餐后 1～2 小时）驾车，尤其要注意。如有条件可准备一台血糖仪，随时检测血糖的变化，主动预防。

第三，驾车时应备有对付低血糖的食品、饮料，如可乐、糖块及饼干等。当出现心慌、冷汗、哆嗦、头晕等低血糖反应时，应立即停止驾车，迅速进食，休息片刻，待症状缓解后再继续行驶。

第四，切忌长时间行驶和疲劳驾车。连续行驶 1～2 小时后，最好休息一会儿或换人驾驶，防止由于精神不能集中、思维能力下降而发生意外。

4. 糖尿病患者乘坐飞机的注意事项

糖尿病患者在选择航空旅行前，一定要对自己的身体状态有一个科学的评价和估计。如果血糖没有得到很好的控制，最好暂时取消飞机出行。同时，如果近期出现了酮症酸中毒、高渗性昏迷等急性并发症，或者并发冠心病、心脏自主神经病变并频发心律失常或同时患恶性高血压、肾衰竭、甲亢等疾病，以及神经病变等并发症，或者近期出现了心脑血管意外处于手术恢复期，都不适合航空旅行。

在乘机前最好先测一下自己的血糖水平,适时使用降糖药物,使血糖保持在正常的水平,避免出现意外。注意在乘机时,使用降糖药物应该在医生指导下适当增加药物剂量,将血糖水平降到较平常稍低的水平,以预防可能出现的血糖升高。在乘机前最好将身体调整到良好的状态,休息充分,保持旺盛的精力和体力。在长时间的空中旅行过程中,糖尿病患者应从以下几方面加强自己的保护。

(1)自备饭菜小吃:航空公司提供的正餐或小吃有可能不适合糖尿病患者。糖尿病患者坐飞机时,最好自备合适的食物,放在随身携带的包中,以便控制血糖水平。

(2)预定靠走道座位:连续飞行数小时会增加深脉血栓及腿部血栓危险。糖尿病患者更应该多走动走动,最好预定靠走道座位。

(3)电子表提示时间:在飞机上睡觉或者看电影,时间就过得很快。糖尿病患者最好戴一只可闹铃的电子表,一个小时或一个半小时提醒一次,以便起身走动走动或上上厕所。

(4)安检之后买瓶水:糖尿病患者需要更多地补充水分,脱水会导致头痛乃至提高血糖水平。仅靠飞机上送的饮料是肯定不够的。

(5)请求出口行列座位:上飞机后,如果可能的话,糖尿病患者可以请求调换空间相对较大的经济舱出口行列座位,以便更好地伸展双腿。

(6)半小时做一次"脚操":糖尿病患者在飞机上最好每半小时做一次"脚操"。具体动作为:①双脚跟着地,脚趾尽量上翘。②一只脚慢慢抬起,用脚趾在空中划圈。之后换另一只脚,重复动作。③脚趾着地,一只脚跟尽量上抬。换另一脚,重复动作。

(7)避免匆忙登机:乘坐飞机需要办理停车、行李托运、安检等一系列手续,因此国内航班一般需要提前90分钟到达机场,国际航班一般至少需要2小时。匆匆忙忙及飞行前的压力,会引起血糖升高。糖尿病患者应该留足时间,从容登机。

5. 糖尿病患者春季出游注意事项

(1)行前准备:出行之前应到医院对健康状况做全面的评价,包括病情控制状况,尤其是血糖、尿酮、血压、心脏、肾脏、眼底、下肢和足部的状况。

(2)物品准备:随身携带糖尿病标志,内容包括姓名、地址、与家人联系方式、病情摘要,一旦发生意外,请人将您送往就近医院救治。旅行前除准备感冒药、晕车药、抗过敏药、胃肠感染药外,还应准备防蚊虫咬水、防晒霜、绷带、创可贴、纱布、酒精、红花油等。一定要带平时服用的治疗糖尿病或其并发症如冠心病、高血压的药,以及应急用药(如硝酸甘油)。同时还应携带注射器具和消毒用品(注射胰岛素者)、血糖仪和血压计;预防低血糖的食物如葡萄糖片、果汁、汽水、巧克力等;准备小点心如饼干、三明治、水果等,供误餐时食用;带两双舒适的鞋,供较长时间步行时替换;携带足部护理用品,如尿素软膏或乳液、指甲剪等。

(3)饮食安全:注意饮食安全,防止"病从口入"。控制饮食总量,七八分饱即可;平衡膳食,荤素搭配,清淡少油,少食辛辣生冷食物,不食过甜、油炸、肥腻食品或动物内脏,增加蔬菜摄入;用餐尽量定时、定量、定餐次,灵活加餐。保证适量饮水,尽量少喝饮料。不宜饮酒。推迟用餐时可先吃少许零食。饮食尽可能保持和平时相接近的程度,如超过较大范围,应及时监测血糖,按所测的血糖值调整饮食量。乘飞机者在购票时可申请糖尿病特殊餐食。

(4)旅途安全:游玩应量力而行,避免损伤。精心安排,留有余地。一般来说,旅游途中人多拥挤,坐车颠簸,行程过紧,易致疲劳。若感到体力不支,可休息几天或中止旅行,切忌勉强。在长时间步行游览时应随时坐下小憩。保证充足的休息和睡眠,避免过度劳累使病情加重甚至发生严重的并发症。活动量较平时明显增加时,应增加血糖监测频率,加餐并补充水分,预防运动中和运动后低血糖症及脱水。

(5)坚持用药:根据外出时饮食、活动量的变化,相应调整用药的时间、剂量。乘飞机者应询问药品携带的有关规定;随身携带医生的处方,保证安检时能及时出示;早于航空公司要求的时间到达机场,因为糖尿病患者常需要出示与所用药品及注射器等器具有关的处方。

(6)监测血糖:坚持自我监测血糖,以便尽早发现病情的变化并及时处理。特别注意有无心悸、手抖、出汗、饥饿、胸闷、气短、胸痛、头晕、头痛、下肢疼痛等症状。

6. 糖尿病患者夏季出行三注意

(1)过敏症:夏天各种植物生长茂盛,人们穿衣较少,旅游中发生皮肤过敏,严重时可出现过敏性休克,出现咽喉不适、呼吸急促、皮肤出现红疹、水疱,甚至发生昏迷。如果旅游时出现全身发热、皮肤发痒,出现荨麻疹时,应及时停止旅游,口服氯苯那敏(扑尔敏)或阿司咪唑(息斯敏)等。

(2)中暑:症状有头痛、头晕、耳鸣、恶心、呕吐、烦躁不安,严重者出现痉挛,呼吸及心脏功能障碍。在预防上,应尽量避免在烈日下活动,带上遮阳帽和墨镜。在治疗上,用温水敷头,然后逐步用冷水敷,有条件可采用冰袋或淋浴,轻者服人丹、十滴水或刮痧等方法,重者及时送医院。

在热而湿度高的地方长时间旅游,有时会突然脸色发青,感到头痛、恶心、头晕并发生痉挛,这叫热痉挛。如不及时处理,会进一步发展,以至于意识消失,最后死亡。轻者要迅速到阴凉通风处仰卧休息,解开衣扣、腰带,敞开上衣,然后再喝些凉开水或盐水。如意识丧失,痉挛剧烈,应让患者取昏迷体位(侧卧,头向后仰),保证呼吸道畅通,同时快速通知急救中心。

(3)紫外线伤害:阳光中含有大量的紫外线,对人类和生物有很大的影响。人过多接受紫外线过度照射容易损害皮肤及眼睛,诱发皮肤癌及白内障。炎热的夏天不宜长时间做日光浴,野外活动要涂防晒油,戴上遮阳帽和墨镜。